아무도 늙지 않는 세상

아무도 늙지 않는 세상

젊은 몸으로 되돌리는 리버스에이징의 비밀

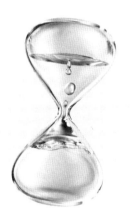

라정찬 지음

라정찬 박사는 지난 20년간 어떻게 하면 질병으로 어려움을 겪고 있는 사람들을 치료할 수 있을까를 기도하며 연구해왔다. 하나님께서 줄기세포의 비밀을 알게 하셨고, 이를 통해 주변의 난치병 환자를 비롯한 많은 사람에게 큰 도움을 주었다. 국내에서도 줄기세포 치료의 길이 열리는 계기가 되길 기대한다.

− 극동방송 이사장 김장환

삶은 한낱 꿈에 불과하다지만 세상 모든 이가 주어진 삶을 누리고 건강하게 살 자격이 있다. 누군가의 부모이자 누이이자 딸이자 아들일 이들이 아프지 않은 세상을 오랫동안 꿈꾸었다. 어려운 희귀난치병 환자들에게 줄기세포 치료를 무상지원하는 라 박사의 이웃사랑에 박수를 보낸다. 이 책은 저자의 땀과 열정이 맺은 결과물로써 인류의 건강을 지키고 생명을 살리는 밑거름이 될 것이다.

− 배우 김혜자

1985년 에베레스트에 첫발을 내딛고 8,000m를 38번 도전했다. 등반 중 골절사고로 인해 이제는 짝짝이가 되어버린 두 다리지만, 죽는 날까지 산악인으로 남기 위해서 높든 낮든 산을 올라야만 한다. 매 순간이 도전인 나의 인생에서 라정찬 박사를 만난 것은 참으로 귀한 인연이었다. 수술이나 약물 대신 등반과 줄기세포 치료를 통해 신체적 결함을 극복해내고 있다. 발목 상태는 안 좋지만 산을 오르는 데는 문제 없다. 두 다리에 들어가는 짱짱한 힘이 느껴진다.

이 새로운 과학기술은 내가 재단을 설립해 네팔에 학교를 짓고 하루에도 여러 개의 강연, 행사, 등산 등의 일정을 거뜬히 소화할 수 있게 만드는 힘이자 원천이다. 자연이 어떻게 변화할지 모르듯 건강 문제도 마찬가지다. 《아무도 늙지 않는 세상》은 건강을 다스리는 힘이 우리 몸에 존재한다는 유의미한 메시지를 전한다. 내가 좋아하는 일을 하며 죽는 날까지 나답게 살고자 한다면 일독을 권한다.

– 산악인 엄홍길

20년 이상을 줄기세포 연구에만 온 열정을 쏟아부은 저자의 집념과 도전의 역정歷程이 잘 그려져 있다. 이 책에 나오는 수많은 난치병 치료 성공 사례는 줄기세포 치료의 무한한 가능성을 제시했다. 줄기세포 연구와 치료 발전은 분명 미래 인류의 꿈인 항노화와 난치병 치료에 서광을 보여주었다. 특히 모든 것이 하나님의 뜻에 의해 이루어진다는 저자의 겸손과 믿음의 진솔한 독백은 독자들의 가슴속에 신뢰와 잔잔한 울림을 던진다.

— 경희대 의료원 석좌교수 유명철

스무 해를 한 인간의 성년이라고 할 때 나는 세 번째 성년을 지나 네 번째 성년을 향해 가고 있다. 지나고 보면 하루는 긴데 1년은 짧고 10년은 더욱 짧다. 살아온 시간보다 살아갈 시간이 더욱 짧게만 보인다. 그러고 보니 삶을 건강하게, 멋지게, 행복하게 살고 싶은 욕망을 가지게 된다. 그 누구라도 그럴 것이다.

줄기세포 연구는 그러한 인간의 근본적인 욕망의 희망일 것이다. 내가 존경하고 사랑하는 라정찬 박사는 끊임없이 높은 이상을 가지고 돈키호테의 꿈을 꾸었다. 이제 줄기세포 치료는 완성을 이루어서 한국을 넘어 미국까지 진출했다. 이 결실이 지구인들에게 건강과 행복과 아름다움을 선물해 줄 것이라 확신한다. 그 여정을 담은 감동적인 이야기가 책으로 출간되었다고 하니 기대된다.

– 배우 박상원

길어진 수명, 도시화, 비혼 인구 등으로 혼자 사는 노인이 점점 늘어나고 있다. 혼자라도 외롭지 않게, 독립적으로 살기 위해서는 건강이 밑거름되어야 한다. 많이 걷고 잘 먹고 긍정적인 생각을 하는 것이 건강의 지름길이라는 조언은 누구나 할 수 있다. 하지만 이 책은 어떻게 해야 인간적 존엄을 지키며 멋지게 나이들 수 있는지 명확한 해법을 제시한다. 저자의 줄기세포에 대한 20년의 연구와 15년의 실용화 기록이 매우 읽기 쉽게 소개되어 있다. 인류 수명에 큰 반향을 일으킬 이 책을 읽고 나면 당신의 몸은 젊어질 것이다!

– 대한노인회 회장 김호일

액션 신이 많은 영화 촬영으로 크고 작은 사고와 부상을 겪으며 늘 몸이 아픈 상태였다. 그동안 몸을 회복할 수 있는 다양한 치료 방법을 경험했지만 소용없었다. 6년 전 라 박사님과의 인연으로 재생의학을 알게 되었고, 안전하다는 믿음이 생겼다. 줄기세포 치료를 받은 후에는 몸 상태가 개선되어 부상 입은 몸으로도 힘든 촬영을 끝까지 해낼 수 있었다. 의학 발전에 따라 우리는 새로운 지식과 기술을 더 많이 배우고, 이해하고, 습득해야 한다. 이 책은 현대 의학의 규범을 깨는 새로운 과학기술을 통해 노화란 '치료할 수 있는 하나의 질병'이라는 사실을 깨닫게 한다.

－ 중국 국민배우 우징吳京

2016년에 라 박사님을 소개받고 그가 난치성 질환자들을 위해 성체줄기세포를 연구하고 긴 시간 동안 임상시험을 해온 것을 알게 되었다. 그중에서도 알츠하이머병 치료에 특별한 관심이 있는 것도 알게 되었다. 나는 알츠하이머병 치료약을 개발하는 의학 전문가로서, 우리가 한뜻을 가진 연구자라는 것에 깊이 공감하고 많은 교류를 나누었다. 이 책에는 줄기세포를 투여받은 환자들의 생생한 목소리가 담겨 있다. 현재 다양한 질병으로 고통받는 환자들과 가족들에게 참고가 될 귀중한 책으로 적극 추천한다.

– 가가와국립대학 의학부 정신신경의학 주임교수 나카무라 유中村 裕

중간엽줄기세포 연구의 1인자인 라정찬 박사가 개발한 지방줄기세포 치료는 일본에서 법률에 따른 심사를 거쳐 안전성 모니터링 아래에 다양한 환자들을 치료하고 있다. 모든 유효성은 의학적으로 확정되지 않았지만 안전하게 시행되고 있다. 또한 환자들의 경과를 보면 개선될 가능성이 큰 사례가 적지 않다. 이 책은 그 증거가 되는 사례들을 소개할 뿐 아니라 지방줄기세포 치료를 대중화하고자 하는 저자의 여정과 열의를 고스란히 담고 있다. 지방줄기세포 연구가 어디까지 왔는지 알고자 한다면 꼭 읽어보기를 권한다.

– 규슈대학 대학원 약학연구원 교수, 의학박사 요네미츠 요시카즈米満 吉和

나는 병원에서 라 박사님의 중간엽줄기세포를 이용하여 재생의료를 실시하는 의사이자, 박사님의 줄기세포 시술의 도움을 받고 질병을 완치한 환자이기도 하다. 줄기세포의 치료에 관한 박사님의 책이 세상에 나온 것이 굉장히 기쁘다. 책에는 뇌경색 후유증으로 말 한마디 못했던 내가 병원으로 복귀해 진료를 보기까지 놀라운 질병 극복기가 실려 있다. 지금 이 순간에도 많은 환자가 난치병이나 원인불명의 병으로 고생하고 있다면, 이 책이 희망이 되기를 기대한다.

– 신주쿠 피부과 원장 에나미 히사오榎並 寿男

현대 의학의 미래를 엿볼 수 있는 과학서. 우리는 이미 안티에이징 시대를 지나 리버스에이징 시대에 들어섰음을 시사한다. 초고령화가 급속도로 진행하고 있는 현재, 단순히 오래 사는 게 아니라 건강하게 오래 살 수 있다는 희망이 엿보인다. 줄기세포 치료가 보편화되지 않은 지금 한시가 급한 환자들은 일본이나 홍콩에 가서 치료받는다고 들었다. 이 책을 계기로 더 많은 사람이 혜택을 누리는 날이 오기를 기대한다.

– 중소기업중앙회 회장 김기문

이 책을 통해 줄기세포 치료 여정에 획기적인 이정표를 세운 것을 축하한다. 저자는 나뿐만 아니라 치료 약이 없어 고통받는 인간들의 삶을 변화시켰다. 줄기세포 의학에 대한 그의 명민함과 용맹함, 환자에 대한 동정심, 끝없는 열정에 박수를 보낸다.

– 미국 척추전문병원 TBI 산하 CEO 마시 로저스Marcy Rogers

줄기세포 의학의 발전에 앞장서고 있는 라 박사에게 정말 고맙다. 미국 임상실험에서 현 단계에 도달하려면 혁신과 헌신이 필요하기 때문이다. 저자는 복잡하고 논란 많은 줄기세포 분야에서 오랜 시간 자신의 신념을 대담하게 보여주며 새로운 의학에 대해 명확하게 기록했다. 건강을 회복한 이들의 놀라운 이야기가 가슴을 저릿하게 만든다.

– 미국 정형외과 의사 피터 핸슨Peter Hanson

차례

PART 1

젊어지는 몸:
'안티에이징'이 아니라 '리버스에이징'이다

PART 2

확실한 증거:
노화역전은 미래가 아닌 현재다

PART 3

다시 태어나다:
재생의학의 시대가 온다

PART 4

팔복을 누리자:
항상 기쁘게, 영원히 건강하게!

포기하지 마세요.
다시 챔피언이 될 수 있습니다!

경주마 백광의 이야기를 아시나요? 백광은 4세이던 2007년
에 최강의 자리에 올랐습니다. 그러던 중 2009년 과천 경마
장에서 막판 스퍼트를 올리다가 발목을 삐끗했습니다. 경기
가 끝난 뒤에 심각한 문제가 드러났습니다. 인대가 파열된
것입니다. 그래서 왼쪽 발을 디딜 때마다 고통 때문에 고개
를 움직였고, 오른쪽 발목과 비교하여 왼쪽이 심하게 꺾여
있었지요. 경주마에 사형선고나 다름없는 인대파열로 인해
백광은 안락사까지 고려되는 상황이었습니다.

당시 선배 수의사로부터 연락이 왔습니다. 백광이라는 말
이 경주에 나갈 수 없게 되었는데 줄기세포 치료를 해보았

16

으면 한다고요. 흔쾌히 동의하고 백광의 지방조직을 채취하여 줄기세포를 추출한 후 계대배양 과정을 거쳐 수억 셀(cell, 세포)의 줄기세포를 투여했습니다.

당시 많은 경마팬과 전문가는 경주마에게 줄기세포 의학을 적용하는 것에 대해 반신반의했습니다. 회복된다고 해도 경주마로 재기할 가능성이 낮아 보였으니까요. 그러나 조금이라도 희망이 있다면 시도해보고 싶을 만큼 능력이 아깝고 많은 사랑을 받던 경주마였습니다. 줄기세포 치료 후 재활훈련을 진행한 백광은 과연 어떻게 되었을까요?

몇 개월 후 경마장에 복귀하고 첫 경주에서 2등을 차지했습니다. 그리고 다리를 다친 그해 10월, 박태종 기수가 기승한 백광은 최하위로 경주를 시작했습니다. 3코너에 진입한 이후 백광은 서서히 선두와의 거리를 좁히며 다른 경주마들을 추월하기 시작했습니다. 30m 앞에 결승선을 두고 백광은 눈부신 막판 스퍼트를 올리며 꿈같은 우승을 차지했습니다. 완벽하게 재기에 성공한 것입니다. 그 이후로 수차례 챔피언이 되어 제2의 전성기를 누렸습니다. 백광의 주인은 우승상금을 아픈 어린이들에게 기부하여 백광이 멋지고 보람된 열매를 맺게 했습니다.

백광의 이야기는 우리를 전성기로 되돌리는 줄기세포 기술의 미래가 매우 밝다는 확신을 줍니다. 경주마는 경주할 수 없게 되면 쓸모없어집니다. 승용마로서 나머지 생을 살 수도 있지만 결국 사룟값을 감당할 가치가 없어져 도태됩니다. 어쩌면 로스앤젤레스 한인타운의 맥도날드에서 신문을 보면서 시간을 죽이는 노인들이나 서울의 한 공원에서 소일거리하는 노인들과 다를 바 없지 않을까요?

제 아내는 매주 화요일과 목요일에 봉사활동을 하는데요. 당일 만든 따끈따끈한 찐빵과 귀리 식혜를 영등포 쪽방촌과 서울 탑골공원에 계신 출출한 어르신들에게 나누어 드리는 간식 봉사입니다. 그런데 늘 안타까운 점은 그 어르신들이 바둑, 장기, 음주 등으로 시간을 죽이며 살고 있다는 겁니다.

그분들도 마음 한쪽에는 젊은 날의 열정이 남아 있겠지요. 가슴 뛰는 삶을 살고 싶지만 몸이 노쇠하고 환경이 받쳐 주지 못해서 쓸모없어진 경주마처럼 사는 것 아닐까요? 활력이 넘치고 건강하면, 이기적 삶을 살았던 젊은 시절을 지나며 느낀 여러 가지 아쉬움을 이타적 삶으로 승화시켜 멋지게 마무리할 수 있습니다.

저는 줄기세포의 가능성을 몸소 보여준 경주마 백광을 통해 인간이 몸속 성체줄기세포를 잘 활용하면 다시금 전성기를 맞이할 수 있으리라는 희망을 가졌습니다. 그리고 줄기세포로 '노화역전'과 '질병역전'을 이루는 길을 걷게 되었습니다.

슈퍼 에이지 시대를 살게 될 21세기 인류에게 노화역전은 선택이 아니라 필수입니다. 공원에서 과거의 영광을 자랑하며 소주잔을 주고받는 노인들에게 다시 노화역전의 기회를 주어 멋지고 보람된 열매를 맺을 수 있다는 사실을 알려주고 싶습니다.

환갑을 지나 칠순이 되었다고 포기하지 마세요. 칠순을 지나 여든이 되었다고 시간을 죽이지 마세요. 챔피언 경주마 백광처럼 인생의 전성기를 회복하고, 노화역전을 통해 미래를 준비해봅시다. 80세부터 여러분 인생의 진정한 전성기가 시작됩니다.

라정찬

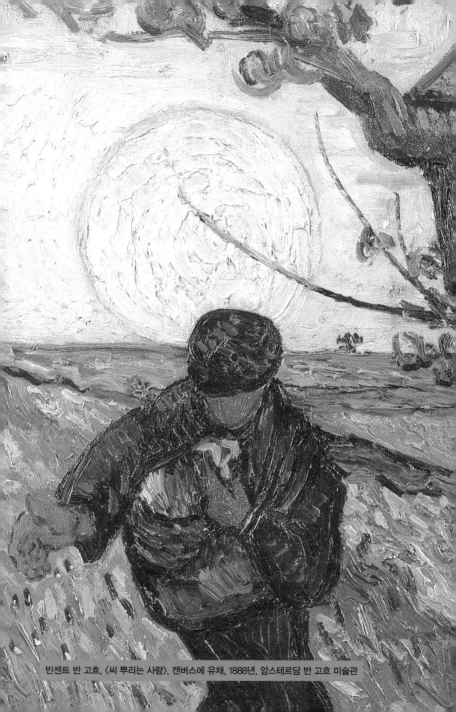

빈센트 반 고흐, 〈씨 뿌리는 사람〉, 캔버스에 유채, 1888년, 암스테르담 반 고흐 미술관

Part 4

젊어지는 몸:
'안티에이징'이 아니라
'리버스에이징'이다

농부들은 온종일 대지에 나가 밭일을 합니다.
씨앗을 많이 뿌릴수록 더 큰 수확을 거두기 때문입니다.
줄기세포는 우리 몸을 살리는 생명의 씨앗과도 같습니다.
씨가 뿌려지는 밭이 우리 몸이지요.
좋은 씨를 뿌리고 밭을 잘 가꾸면 풍성한 열매를 맺듯이
좋은 줄기세포를 우리 몸에 보충하면 리버스에이징을
할 수 있습니다.

고목에 새잎을
틔울 수 있습니다

어쩌면 죽은 것과 같았던 고목에서 새잎이 나오면 마치 내 인생에도 새싹이 나올 것만 같은 희망이 생깁니다. 뿌리가 살아있으면 기회가 오는 것이 인생입니다. 뿌리가 중요합니다. 어디에 뿌리를 내리는가, 어디까지 뿌리를 뻗치는가에 따라 고목에서 새잎을 틔우는 기회가 생깁니다. 우리는 어디에 뿌리를 내리고 어디까지 뻗칠 것인가요? 현미경을 보듯 깊게, 망원경을 보듯 멀리 바라봅시다. 이제 노화역전의 세계를 바라볼 때입니다.

노화역전의 비밀을 찾아 줄기세포를 연구하면서 실마리를 찾았습니다. 가능성을 현실로 만들기 위해 경천애인敬天愛

ㅅ의 마음으로 지혜를 구했습니다. 고목에 새잎이 나듯 젊음을 되찾아 활기찬 생활을 현실로 만드는 줄기세포 재생의료를 체험하면서 제 희망은 확신이 되었습니다. 뿌리가 튼튼하고 적절한 환경이 조성되면 고목은 새잎을 틔울 수 있습니다. 바로 줄기세포의 활성화로 재생 메커니즘이 작동하게 됩니다.

따라서 우리 인간도 줄기세포가 젊게 살아있고 활성화되면 노화역전이 가능합니다. 저는 20년 이상 줄기세포를 연구 개발하고 15년 이상 실용화를 거치면서 저를 포함한 수만 명의 줄기세포 체험을 돕는 귀중한 관찰을 했습니다. 그리고 노화역전의 노하우를 만들어왔습니다. 고목에 새싹을 틔우는 노하우의 키워드는 자연, 줄기세포, 항상성 그리고 생기입니다. 이 키워드들이 깊고 튼튼한 뿌리이며 재생의 환경임을 명심해야 합니다.

항상성이란 뇌의 기억력과 인지능, 심혈관 기능, 호르몬 균형, 정상적인 면역체계, 근육이 소실되지 않고 잘 걸을 수 있고 볼 수 있고 들을 수 있는 상태를 유지하는 것입니다. 나이와 관계없이 우리 몸의 항상성이 유지된다면 건강한 것입니다. 연세대학교 김형석 교수님이 좋은 본보기입니다. 김형석 교수님은 100세가 넘어서도 잘 걷고 강의와 저술 활동을 활발하게 하고 있습니다. 그런데 대부분의 사람들은 80세까지 질병 없이 건강을 유지하기도 힘들고 항상성을 유지하기는 더욱 힘듭니다. 무슨 이유일까요?

노쇠는 정상적인 과정이 아니라 질병입니다

"나는 지금 늙었는가?", "나는 지금 병들었는가?" 자문해 봅시다. 어르신들에게 이렇게 질문하면 대부분 "나는 늙었어."라고 답변합니다. 특별한 질병이 없는 분들은 "나는 병들지 않았어."라고 말하는 것이 일반적입니다. 흔히들 특정한 병, 즉 당뇨병, 고혈압, 뇌졸중, 알츠하이머병, 파킨슨병과 같은 병이 있어야만 환자라고 생각합니다. 그러나 항상성이 깨진 상태가 곧 질병이라고 할 수 있습니다.

생물학적으로 보면 인간은 24세부터 노화 과정에 들어갑니다. 특히 40세 이후에는 가속화합니다. 40세부터는 죽는 세포 수가 새로 생기는 세포 수보다 많습니다. 그 결과로 신체 기능이 떨어집니다. 자연스러운 현상이에요. 불행히도 살면서 큰 스트레스를 받는다든가 자신도 모르게 환경호르몬에 노출되든가 질병에 걸리면 내 몸에 있는 줄기세포가 더 빨리 소모됩니다. 줄기세포가 빨리 소모되면 또 빨리 늙습니다.

지금 60~70대인 분들이 오랜만에 초등학교 동창회에 나갔다고 가정해봅시다. 몇십 년 만에 만나는 친구들을 보면 물리적 나이는 같아도 생체 나이가 다 다릅니다. 어떤 친구는 60대인데도 불구하고 50대처럼 사는 친구가 있고, 어떤 친구는 70대로 보이기도 합니다. 누군가는 40대에 황망히 돌연사했다고 하고 누군가는 치매에 걸려 결국 죽었다고 합니다. 원인을 알면 답을 찾기가 쉬운 법입니다. 병든 몸, 늙은 몸이 아닌 건강하고 항상성의 균형을 유지하는 몸으로 되돌리기를 원한다면 현재 내 삶의 잘못을 살펴야 합니다.

첫째, 내 몸에 염증을 생기게 하는 잘못이 무엇인지 살펴봅니다.

둘째, 내 몸속 세포들의 유전자를 손상시키고 줄기세포를 고갈시키는 잘못을 범하고 있는지 생각해봅니다.

셋째, 내 부모와 조상에게서 물려받은 유전적인 약점이 무엇인지 알아봅니다.

이 세 가지 문제의 원인을 알고 잘못을 고치면 여러분도 김형석 교수님처럼 노화역전에 성공하여 행복한 삶을 누릴 수 있습니다. "성장하는 동안은 늙지 않는다."는 김 교수님의 말씀처럼 사람은 나이가 들었다고 늙는 것이 아니라 계속 성장하는 것을 포기할 때 늙습니다.

암의 가계력이 있었던 미국의 유명 정치인 지미 카터는 부단히 절제하는 생활로 유전적 약점을 극복했습니다. 무엇보다 절제와 근신, 그리고 많이 걷는 생활은 나이와 상관없이 항상성을 유지하는 필요충분조건입니다. 자, 이제 당신이 고칠 것은 무엇인가요?

줄기세포는 '재생의 씨앗'입니다

우리가 건강하게 살아가기 위해서 우리 몸을 구성하고 있는 60~100조 개의 세포가 건강하게 살아 움직여야 합니다. 만약 어떤 조직이나 장기를 구성하고 있는 세포가 건강하지 못하다면 우리 몸 또한 건강하지 못할 것입니다.

오페라 가수를 꿈꾸던 클로이는 청력이 15세부터 약해지기 시작해 17세에는 거의 소실되었습니다. 귀가 들리지 않아 대학교 1학년 전 과목에서 F 성적을 받았습니다. 자가면역성 난청으로 청력을 잃은 그녀의 청력 치료를 위해 줄기세포 전문가로 명성을 날리던 테네시 의과대학 유태준 교수와 저희 연구원이 손잡고 나섰습니다. 그 결과 클로이는 줄기세포 치료를 받고 3개월 만에 청력이 정상에 가깝게 돌아왔습니다.

저희 연구팀은 클로이에게 줄기세포를 주입하기 위해 2009년 6월 미국의 한 병원에서 클로이의 지방을 채취해 줄기세포를 추출한 뒤 이를 한국으로 옮겨 약 4주 동안 배양했습니다. 줄기세포를 5일 간격으로 정맥과 청각기관 부근

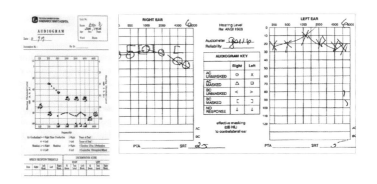

클로이의 오디오그램 진단서.
왼쪽 귀는 청력을 완전히 상실했으며, 오른쪽 귀는 반 정도 상실을 보인다(왼쪽).
줄기세포 투여 후 양쪽 귀 청력이 거의 정상으로 회복되었다(오른쪽).

에 세 차례 주사했습니다. 줄기세포 시술 3개월 후 클로이
는 청력 검사를 받았습니다. 검사 결과 청각이 완전히 소실
됐던 왼쪽 귀가 정상치 대비 약 50%의 청력을 회복한 것으
로 나타났습니다. 청력이 50% 정도 감소했던 오른쪽 귀는
정상의 90%에 달할 정도로 회복되었습니다. 또한 11개월
후 청력 검사에서 양쪽 귀 모두 정상으로 회복되는 놀라운
결과를 보였습니다.

　클로이의 부모는 모두 의사인데, 처음에는 어머니가 줄기

세포 치료를 극구 반대했습니다. 하지만 자기 자신의 줄기세포를 이용하는 것이라서 해롭지 않고, 배양 과정에서 유전자 변이와 암을 발생시키지 않는다는 결과를 본 후 안전성에 대해 확신했습니다. 치료가 끝난 후 클로이의 어머니는 줄기세포가 '기적의 선물'이라며 "전 의료계에서 클로이의 케이스에 대해 알았으면 좋겠고, 이처럼 앞선 줄기세포 치료 기술이 미국에서도 실용화될 수 있도록 최선을 다하겠다."고 말했습니다.

저는 지금도 클로이 가족과 연락하고 지냅니다. 그녀의 사례가 놀라운 것은 많은 분이 궁금해하는 질문에 답을 주기 때문입니다. "줄기세포 치료는 효과가 얼마나 지속됩니까?" 2023년 9월에 만난 클로이는 에모리대학 의대를 졸업할 예정이며, 곧 정신과 의사가 된다고 합니다. 뿐만 아니라 좋은 배필을 만나 결혼합니다. 클로이의 근황을 들으며 진한 감동이 몰려왔습니다. 2009년에 시술한 후 치료 효과가 무려 14년 넘게 지속되는 것이니까요.

클로이 오빠의 이야기도 있습니다. 클로이의 오빠인 니콜라스는 염증성 장질환을 앓고 있었으며, 병원에서 중증

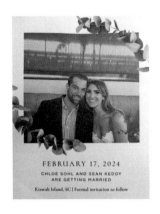

클로이의 결혼식 청첩장.
2009년에 청력을 잃었던 클로이는 현재 청력을 완전히 회복하고
사랑하는 사람을 만나 결혼을 앞두고 있다.

으로 진단받아 큰 걱정이었습니다. 설사를 계속하고 출혈이
있었으며 대장내시경 검사 결과 심각한 상태였지요. 그래서
2011년 저희 연구팀의 도움을 받아 줄기세포 치료를 받았습
니다. 중국에서 정맥 내로 1회당 2억 셀을 일주일 간격으로
3회 투여했습니다. 미국으로 귀국한 후 2개월이 지나 병원
에서 대장내시경 검사를 했습니다. 그런데 주치의가 내시경
을 보면서 어떻게 이렇게 개선될 수 있느냐면서 놀라운 결

과에 수련의들과 다른 의사들을 불러서 보게 했다는 것입니다. 그 역시 의대를 졸업하고 의사가 되었습니다.

저는 클로이와 니콜라스가 행복한 인생으로 역전하도록 도와줄 수 있어 감사하고 보람을 느낍니다. 내년에는 클로이의 결혼식에 참석해서 축하해주어야겠습니다.

줄기세포는 한마디로 우리 몸을 구성하는 모든 세포를 만들 수 있는 만능세포입니다. 예를 들어 무릎이 까졌을 때 시간이 지나면 쓰리고 아프다가 딱지가 생기고, 며칠 지나면 새살이 돋습니다. 까진 부분은 피부세포가 없어진 상태입니다. 여기에 새살이 돋는 것은 피부세포가 생기는 과정이지요. 피부에 새로운 피부세포를 만드는 공장인 줄기세포가 있기 때문입니다. 줄기세포 덕분에 무릎이 치료되는 셈입니다.

우리 몸속에 존재하는 줄기세포는 이미 열심히 일하고 있습니다. 아쉽게도 줄기세포는 조직이나 장기에 소량으로 존재합니다. 비정상화된 신체를 정상으로 되돌리려고 악전고투하지만, 우리가 가진 자원만으로는 역부족입니다. 전쟁

중인데 병력이 부족하면 어떻게 해야 할까요? 예비 자원을 보충받아 훈련시켜서 전쟁터에 내보내야 합니다. 다시 말해 지원병을 보충해주어야 전쟁에서 이길 수 있습니다. 줄기세포의 치료 원리 역시 같습니다.

줄기세포 배양기술을 활용해서 우리 몸에 있는 줄기세포를 조금 뽑습니다. 이것을 젊고 씽씽하게 많이 배양한 뒤 다시 몸에 넣어주면 훈련받은 정예군이 들어가는 셈이지요. 우리 몸을 회복시키는 아주 간단한 원리입니다. 그러면 치료는 누가 하는 것일까요? 내 몸이 하는 것입니다.

줄기세포는 호밍효과homing effect라 하여 신체 내에 주입되었을 때 우리 몸의 손상된 기관, 재생이 필요한 부분으로 이동하여 세포를 재생하는 특징을 가지고 있습니다. 다시 말해 줄기세포는 아직 운명이 결정되지 않은 세포로서 뇌, 뼈, 심장, 근육 등의 모든 세포로 전환될 가능성을 가지고 있습니다. 그래서 줄기세포를 정맥에 주사하면 처음에 폐로 갔다가 전신순환을 합니다. 아픈 부위로 가서 해당 세포를 재생시키고 혈관을 만들어줍니다.

오랫동안 당뇨병성 족부병증으로 고생하는 할머니가 있

었습니다. 신경이 서서히 파괴되고, 혈관도 점점 막히게 되어 발이 썩는 질병인데, 악화하면 다리를 절단해야 하는 위기에 있었습니다. 성체줄기세포는 다양한 체세포를 만드는 특징을 갖고 있습니다. 그중에서 혈관을 만드는 능력이 있습니다. 당뇨병성 족부병증뿐만 아니라 버거씨병 등 혈관이 막히거나 염증이 생긴 몸에 성체줄기세포를 주사했더니 혈관이 새로 생겨서 혈액순환이 잘 되고 조직이 다시 만들어지는 효과를 확인했습니다.

성체줄기세포는 우리 몸속 자연치유물질입니다. 잠자리에 들기 전 샤워를 하고 벌거벗은 몸을 바라보세요. 그리고 소망하세요. 건강한 삶으로 복된 열매를 맺기를! 우리 몸속에 노화역전의 비밀병기인 성체줄기세포가 아직 살아있음을 알게 된다면 희망이 있습니다. 우리가 젊은 줄기세포를 충분히 보충하면서 잘못된 생활을 고치면 누구나 노화역전에 성공할 수 있습니다.

병든 몸, 늙은 몸은
나이로 결정되지 않습니다

2008년 8월 저는 직접 지방줄기세포를 배양하여 저의 정맥에 투여했습니다. 우리나라에서는 첫 시도였습니다. 주변 사람은 모두 반대했지요. 어려서부터 아토피가 심해서 20대까지 반바지를 입지 못했고 온몸의 가려움은 말할 수가 없었습니다. 게다가 B형간염 항원을 가지고 있어서 간 기능에 대한 걱정도 있었습니다.

그러나 무엇보다 다른 사람에게 임상 적용하기 전에 제 몸을 대상으로 안전성을 입증해보고 싶었습니다. 2023년에 저는 만 60세, 즉 환갑을 맞았습니다. 줄기세포를 지금까지 110회 투여했고, 줄기세포 수로는 200억 셀 이상 보충해왔습니다. 또한 10년 이상 장기적으로 다회 투여를 진행하면서 암표지자 검사 및 여러 가지 혈액검사를 통해 우리 기술로 배양한 줄기세포가 안전하다는 것을 스스로 입증했습니다.

15년 이상 느낀 몸의 변화를 설명하자면 줄기세포를 체험하기 전과 비교하여 별다른 생리 기능의 퇴행이 없다는 것입니다. 등산을 좋아해서 회사 직원들과 트래킹을 할 때마다 10세 이상 어린 직원들이 하소연합니다. 줄기세포를 맞아서 그런지 제 속도에 맞추려면 힘들다고요. 심폐기능이 좋고 다리 근육과 관절 상태도 젊다는 것이겠지요. 또 다른 변화는 체내 호르몬이 균형을 잘 이룬다는 것입니다. 남성호르몬, 성장호르몬, 인슐린 등 호르몬의 분비가 정상적으로 이루어지니까 생리 기능도 정상입니다. 저는 선크림을 바르지 않는데도 얼굴 피부가 별로 노화하지 않았다고들 이야기합니다.

최근에는 뇌가 젊어졌다고 느낍니다. 기억력과 인지능력이 향상되고 판단력도 좋아졌습니다. 2년마다 종합건강검진을 하는데 2022년도의 청력 검사 결과가 2년 전보다 개선

되었습니다. 역노화한 것이지요. 무엇보다도 줄기세포를 체험하면서 아토피가 사라졌습니다. 돌아가신 어머니와 큰 형님이 B형간염에 의한 간경화로 고생하셔서 비활동성 B형간염 보균자인 저도 활동성 간염으로의 악화를 조심하고 간경화 상태로 가지 않도록 늘 관리해야 합니다. 그런데 줄기세포 투여하고부터 간 기능이 정상적으로 유지되고 있습니다. 그리고 평소에 메모 없이 오로지 기억력에 의지해 일하는 것을 보고 주변에서 인상적이라고들 합니다. 몇 시간 동안 집중해야 하는 일도 웬만한 젊은이보다 집중력이 높은 편입니다.

저를 비롯하여 전 세계적으로 우리 기술로 배양된 자가지방 줄기세포를 정맥 내로 투여받은 사람이 1만 명이 넘고 횟수로도 15만 회를 넘어섰습니다. 저처럼 줄기세포를 투여받은 지 3년 이상인 사람이 5,000명 이상이 되니, 다른 의료기술과 비교해서도 안전성을 걱정할 필요가 없다고 생각합니다. 안전성을 확인한 이상 그다음 질문은 '노령화 시대에 줄기세포를 통해 우리가 가장 경계하고 정복해야 할 질병이 무엇일까?'였습니다. 그러면서 우리의 줄기세포 기술로 난치병을 정복할 수 있겠다는 가능성을 보았습니다.

썩은 뿌리를 되살리는 일

미국인 환자 존 컬리슨은 제게 깊은 인상을 남긴 환자입니다. 그가 제게 한 말이 생각납니다. "Dr. Ra! Stem cell is Joy juice(라 박사님, 줄기세포는 제게 즐거움을 주는 주스입니다)!" 15년 전 미국 마이애미에서 처음 만난 그는 각종 질병을 앓고 있었습니다. 과민대장증후군, 궤양성대장염, 신장결석, 관절장애, 혈색소침착증, 관절염 등. 그중에서 관절염이 가장 심했습니다. 그래서 화가인데도 그림을 그리지 못했습니다.

"제 손은 마치 짐승의 발톱 같았습니다. 구부러져 있었고 무척 아팠습니다."

관절염으로 인한 통증은 참기 힘들었다고 합니다. 침대에서 일어날 수도 없고, 음식을 먹을 수도 없었습니다. 춥거나 흐린 날의 아침은 최악이어서 진통제로 버텼습니다. 진통제

효과가 나타날 때까지 30분~1시간이 지나서야 겨우 하루를 시작할 수 있었습니다. 극심한 통증으로 마약성 진통제를 포함하여 약을 한 주먹씩 먹고 있었지요. 질병은 그를 점점 쇠약하게 만들었고, 손이 굽는 류머티즘관절염은 가계력이었습니다.

미국에서 존의 지방조직을 채취해서 우리 연구원으로 보내왔습니다. 우리 기술로 배양한 줄기세포를 그의 정맥 내와 손가락 관절에 주사했습니다. 결과는 놀라웠습니다. "8시간이 지나자 모든 증상이 사라지고 다시는 통증이 나타나지 않았습니다. 12시간이 지나고는 제 몸에 변화가 일어나고 있음을 느꼈습니다."

그는 모든 면에서 온몸이 훨씬 나아졌습니다. 뜻밖에 시력이 좋아져서 안경을 바꿔야 할 정도였는데, 계속해서 좋아지자 안경을 벗어도 될 것 같다고 했습니다. 2주 만에 걸음걸이도 훨씬 편안해지고, 손을 자유롭게 움직이게 되었습니다. 아무 문제없이 셔츠 단추를 채울 수도 있었습니다. 다리에는 짱짱한 힘이 느껴져 지팡이를 던져버렸습니다.

"통증이 사라지고 기쁨이 찾아왔어요." 그는 미국 뉴스채

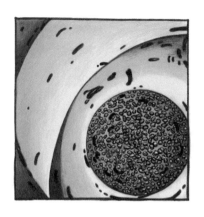

존 컬리슨이 관절염 완치 후 그린 줄기세포.
손가락이 굽어 그림을 그릴 수 없었던 그는
줄기세포 치료를 통해 다시 붓을 잡고 그림을 그리게 되었다.

닐 '폭스뉴스'에 출연해 신체의 변화가 무척 놀랍다고 당당히 이야기했습니다. 존은 미국에서 줄기세포를 통해 관절염 치료에 성공한 세계 최초의 환자라는 점에서 의미가 있습니다. 그는 다시 붓을 잡고 화가로 복귀했습니다. 줄기세포를 현미경으로 본 사진을 그림으로 그려서 제게 선물했고 그게 현재 회사의 로고가 되었습니다.

가족들은 그를 지켜보며 이렇게 말했다고 합니다. "우리는 지금 중세시대 같은 의료체계에서 살고 있어. 이제는 줄기세포의 시대야." 줄기세포 시대의 도래는 당연한 것 같습니다. 그리고 질병을 치료하는 새로운 방법이 될 것입니다. 자신의 줄기세포를 활용해서 불치병, 난치병을 치료하는 재생의료 시대가 눈앞에 와 있습니다.

의학계가 맞이한 새로운 패러다임

이제 줄기세포에 호기심이 커졌으리라 생각합니다. 우리 사회에 여전히 남아 있는 줄기세포에 대한 편견에 대해 애기해보겠습니다. 줄기세포에는 여러 가지 종류가 있는데, 먼저 성체줄기세포가 있습니다. 성인의 몸에 존재하는 줄기세포를 성체줄기세포라고 하는데, 아기가 태어날 때 나오는 태반이나 탯줄혈액(제대혈) 그리고 뱃살과 같은 지방에 많이 있습니다.

성체줄기세포에 대해서는 이미 많은 사람이 목욕탕에서 몸의 때(죽은 표피세포)를 밀면서 그 존재를 감지하였으리라 생각합니다. 반복해서 밀어도 왜 피부가 닳아 없어지지 않고 그대로 있을까요? 그것은 표피 바로 밑에 있는 피부줄기세포 때문입니다. 이로 인해 우리 몸의 피부는 오래된 세포가 사라지고 새로운 세포가 생기면서 평생 유지됩니다. 피부뿐만 아니라 우리 몸의 거의 모든 조직이 이처럼 오래된 세포들이 없어지고 새로운 세포들이 생기면서 생존합니다. 새로운 세포가 지속적으로 생성되는 것은 바로 줄기세포가 건강하게 뿌리를 내리고 있기 때문입니다. 즉, 건강한 줄기에서 새로운 가지가 나오듯 줄기세포는 끊임없이 새로운 세포 생성의 원천이 되고 있습니다.

줄기세포에는 배아줄기세포도 있습니다. 성체줄기세포와 배아줄기세포는 비슷한 것 같으면서도 아주 많이 다릅니다. 성체줄기세포는 인체의 거의 모든 장기나 조직에 있고, 윤리적인 문제가 없는 세포입니다. 하지만 세포 수가 적어 몸밖으로 꺼내더라도 증식에 어려움이 있었습니다. 반면에 배아줄기세포는 한 개의 세포만으로 많은 세포로 증식시킬 수 있다는 장점이 있습니다. 배아줄기세포는 장차 아기로 태어날 생명체인 수정란(배아)에서 뽑아낸 것입니다. 배아줄기세포를 뽑아내면 수정란은 죽기 때문에 윤리적인 문제가 있습니다. 그래서 배아줄기세포를 만들어서는 안 된다는 주장이 있는 것입니다. 우리나라가 10여 년 전쯤에 줄기세포 때문에 많은 홍역을 치른 것도 이러한 이유 때문입니다.

2004년 세계 최초로 배아줄기세포 복제에 성공했다는 논문을 발표해 황우석 교수님은 난치병 치료계의 영웅이 되었습니다. 대한민국은 줄기세포 치료의 중심 국가로 주목받았습니다. 하지만 이듬해인 2005년 논문 결과가 조작되었음이 밝혀졌고, 그 당시 논란이 되었던 줄기세포가 바로 배아줄기세포입니다. 이렇게 줄기세포 강국의 자존심은 그대로 추락했습니다. 그 어떤 인기 드라마보다 전 국민이 관심을 가지고 응원하던 줄기세포 연구는 그렇게 사람들의 기억 속에 사라졌습니다.

그렇지만 저는 황우석 교수의 후배로서 지금도 자주 연락을 주고받는데요. 줄기세포 연구에 대한 그분의 열정과 진심을 잘 알고 있으며, 기회가 주어진다면 황 교수님과 함께 못 이룬 꿈을 이루고 싶습니다. 줄기세포에 대한 국민의 관심은 싸늘하게 식었지만, 연구는 더욱 뜨겁게 이루어졌습니다. 특히 현대 의학으로는 치료가 불가능하다는 난치병에서 줄기세포의 임상연구는 기대 이상의 실적을 냈습니다. 줄기세포 연구자들이 주위에서 따가운 눈총을 받은 건 사실입니다. 마치 줄기세포를 연구하는 게 불법인 것처럼 바라보는 시선이 있었지만, 연구자 입장에서 나름대로 윤리적인 관점을 가지고 연구해왔습니다. 사실 여기에는 줄기세포에 대한 오해가 컸지요.

현재 임상연구되는 줄기세포는 성체줄기세포로 배아줄기세포와는 엄연히 다른 줄기세포입니다. 골수, 지방, 피부 등에서 얻을 수 있는 줄기세포로 유전자 변형의 가능성이 낮고 윤리적 문제도 없습니다. 지난 10년간 저희 연구팀이 끊임없이 연구해왔던 분야가 바로 이 성체줄기세포를 통한 질병 치료와 임상적용입니다.

차세대 성장 동력으로 우뚝 선 줄기세포 분야에서 한국의 기술력은 이미 세계적인 수준입니다. 세계 줄기세포 치료제 임상연구 동향을 살펴보면 한국이 50건 이상으로 많은 연구가 진행되었습니다. 그중에서도 저희 연구팀은 줄기세포를 통해 일본에서 알츠하이머병 치료 승인을 받았습니다. 또한 세계 최초로 류머티즘관절염, 자가면역성 난청 환자를 치료했습니다.

줄기세포 치료는 임상시험이 아주 활발하고 이미 의료기술로서는 실용화 단계에 들어섰습니다. 전 세계 13개국에서 최대 15만 회 이상의 체험이 이루어졌습니다. 의약품으로서 이제 막 허가를 눈앞에 두고 있습니다. 현재 심장질환, 뇌졸중, 하지허혈증, 크론병 등에서 괄목할 만큼 연구 성과도 끌어냈습니다. 그중에서 특히 주목받고 있는 분야가 퇴행성관절염 치료입니다. 약물과 물리치료 그리고 악화될 경우 인공관절 수술이 전부였던 환자들에게 또 다른 선택권과 수술이 아닌 주사치료의 가능성을 열어주고 있기 때문입니다.

성체줄기세포로 치유할 수 있는 질병들

성체줄기세포는 다양한 신경세포로 분화할 수 있는 신경줄기세포, 골수세포로 분화할 수 있는 조혈모세포, 뼈, 연골, 지방, 근육, 신경 등으로 분화할 수 있는 중간엽줄기세포, 간세포로 분화할 수 있는 간줄기세포 등을 포함합니다. 그중에서도 중간엽줄기세포는 골세포뿐만 아니라 연골세포, 지방세포, 근육세포, 섬유세포, 신경세포 등 여러 가지 인체를 구성하는 세포들로 분화할 수 있는 능력이 있습니다. 중간엽줄기세포는 제대혈과 골수 등에 존재하지만, 지방과 태반에는 골수보다 1,000배나 많은 중간엽줄기세포가 있습니다.

현재 줄기세포가 적용되는 신경질환으로는 파킨슨병, 알츠하이머병, 척수손상, 뇌졸중 및 루게릭병, 다발성경화증 등이 있습니다. 이러한 질병들에 대해 줄기세포 치료법이 연구되고 있으며, 특히 환자의 지방줄기세포를 이용한 줄기세포 연구가 활발히 진행되고 있습니다.

둘째로 심혈관계 및 내분비질환으로 인한 심근경색과 심부전 등에 이용할 수 있는 줄기세포 치료 요법을 연구하고 있습니다. 제1형 당뇨병에 대한 치료 요법으로 줄기세포를 이식할 수도 있습니다. 줄기세포 이식은 췌장 이식에 비해 매우 간단합니다. 당뇨병 환자들에게는 희소식이지요. 환자의 지방에서 분리한 줄기세포를 이용하여 혈관을 재생함으로써 버거씨병, 중증 하지허혈증, 동맥경화증 치료에 적용하고 있습니다.

셋째로 골 및 관절질환에도 줄기세포 치료를 적용할 수 있습니다. 퇴행성관절염을 치료하는 자가연골세포 치료(공여자의 정상 연골조직으로부터 세포를 분리한 후, 시험관 내에서 연골세포를 증폭하여 퇴행성관절염 부위로 넣는 기술)는 공여자로부터 얻을 수 있는 조직량의 한계, 공여자의 연령, 연골세포 특성 변화 등으로 인해 적용에 한계가 있습니다.

자가연골세포 치료의 한계점을 극복할 수 있는 방법으로 대두되는 것이 자신의 지방으로부터 분리한 중간엽줄기세포를 많이 키워서, 줄기세포를 관절강 내로 주입시켜 관절염을 치료하는 것입니다. 폐경기 여성의 골다공증을 치료하기 위해 지방 또는 골수유래 중간엽줄기세포를 골세포로 분화시킨 후 환자의 신체에 이식하여 골다공증을 치료할 수 있습니다.

뼈가 부러진 후 다시 유합되지 않는 불유합에도 적용할 수 있습니다. 자신의 정상 뼈를 떼어내어 이식하는 방법의 단점인 심한 통증과 뼈 부족 등을 극복하기 위해 지방중간엽줄기세포를 분리, 배양하여 골형성세포로 분화시킨 후 이식하거나 지방중간엽줄기세포와 골세포를 동시에 이식하는 연구가 진행되고 있습니다. 인공관절 시술 후 발생하는 무균성 해리 현상을 감소시키기 위해 지방중간엽줄기세포를 배양하여 인공관절의 표면에서 자라게 한 다음 환자에게 수술하는 방법이 적용되고 있습니다.

넷째로 자가면역질환 치료에도 지방줄기세포가 이용됩니다. 자가면역질환이란 몸에 있는 면역체계가 비정상적으로 활성화되어서 자기 자신의 세포를 공격하여 죽임으로써 발생하는 질병입니다. 전신 홍반 루푸스, 자가면역성 갑상선염, 류머티즘관절염, 자가면역성 난청, 아토피 등이 자가면역질환입니다. 자기 자신의 복부에서 추출하여 분리, 배양한 지방줄기세포 치료의 효과가 입증되고 있습니다.

다섯째로 혈액암 이외에 암 분야에서는 특히, 유방암에서의 줄기세포 치료가 가장 활발합니다. 줄기세포를 이용한 항암 요법은 화학 요법이나 방사선 요법의 부작용도 경감합니다. 최근에는 지방줄기세포가 피부암의 일종인 카포시 육종의 성장을 억제시켜 암세포를 가진 동물의 생존율을 증가시켰다는 보고가 있습니다.

이외에도 지방줄기세포를 간경변, 요실금, 신부전, 망막질환, 화상, 창상 및 탈모 치료에 이용하고자 노력하고 있습니다. 이처럼 지방줄기세포를 다양한 질병 치료에 이용하는 이유는 지방줄기세포가 다른 줄기세포와는 달리 지방에서 쉽게 분리, 배양되며 자신의 세포를 이용하므로 면역에 의한 거부반응이 없기 때문입니다. 줄기세포로 치료할 수 있는 질병들은 다음과 같습니다.

- 신경계질환: 파킨슨병, 알츠하이머병, 척수손상, 뇌졸중, 루게릭병, 다발성경화증 등
- 심혈관계 및 내분비질환: 심근경색증, 심부전, 버거씨

병, 중증 하지허혈증, 동맥경화증, 당뇨병 등

- 골 및 관절질환: 퇴행성관절염, 무균성 해리(인공관절 이식 후), 골다공증, 골 불유합, 두개골손상, 연골손상, 건 및 인대손상 등
- 자가면역질환: 전신 홍반성 루푸스, 자가면역성 갑상선염, 류머티즘관절염, 자가면역성 난청, 아토피, 천식 등
- 암: 유방암, 피부암(카포시 육종, 멜라노마), 폐암 등
- 그 외 질환: 간경변증, 요실금, 신부전, 망막질환, 화상, 창상, 만성폐쇄성폐질환 등

사는 동안 잘 걷고 듣고 보고
말할 수 있도록!

코로나19는 이윤경 씨에게 '보호자'라는 새 호칭을 안겨주었습니다. 남편의 '아내'가 아니고 남편의 보호자로 자리매김하게 된 것입니다. 남편 김순권 씨는 2011년 초 뉴욕에서 저명한 신경과 전문의로부터 파킨슨증후군을 진단받았습니다. 의사 선생님이 파킨슨증후군은 약효도 확실치 않고 파킨슨병과 비교하여 병의 진행이 매우 빠르다고 말했습니다. 그 한마디에 부부는 40년의 뉴욕 생활을 청산하고 영구 귀국을 결행했습니다. 일본에서는 줄기세포를 이용해 파킨슨병을 치료한다는 정보를 들었기 때문입니다.

2012년 여름, 부부는 서울에 도착했고 줄기세포에 대해 수소문하다가 저희 연구소를 알게 되었습니다. 그 당시 김순권 씨의 병은 이미 빠르게 진행되어 있었습니다. 몸의 움직임이 부자유스러운 것은 물론이고 온몸에 통증을 호소했습니다. 한국의 신경과 전문의는 파킨슨병과 파킨슨증후군의 주 치료제인 레보도파를 1일 1,000mg을 처방해주었습니다. 이는 미국에서 복용하던 400mg보다 거의 2.5배의 용량입니다. 그러나 고용량의 약도 큰 효과를 보이지 못했습니다. 2013년 봄부터 저희 연구소를 통해 줄기세포를 보관하고 일본과 중국으로 다니며 시술받기 시작했습니다.

김순권 씨의 상태는 천천히 호전되었습니다. 줄기세포 시술을 시작하고 1년 후인 2014년, 전문의와 상의하여 레보도파 치료제의 용량을 조절하기 시작했습니다. 몸 상태를 세밀히 관찰하며 여러 달에 걸쳐 1,000mg에서 650~700mg까지 낮출 수 있었습니다. 이는 약의 부작용을 줄일 수 있었다는 의미이기도 합니다. 코로나19가 시작되어 전 세계가 당황해하던 2020년 2월 25일, 하늘길이 막혀버리기 직전에 마지막 줄기세포 시술을 받았습니다.

그러나 마지막 시술 후 1년 반 정도가 지나 2021년 말부터 상태가 급격히 나빠졌습니다. 줄기세포 시술을 받으며 7~8년 동안 누렸던 일상이 급격히 무너져내렸습니다. 김순권 씨는 보호자가 필요해졌습니다. 보호자로서 아내는 일상이 예측할 수 없는 하루살이의 삶 같았다고 합니다.

할 수 없이 전문의와 상의해 다시 레보도파 복용량을 늘려 6개월에 걸쳐 1일 1,000mg으로 증량했습니다. 줄기세포 시술 전후의 레보도파 복용량은 파킨슨병에 대한 줄기세포 효과의 객관적인 판단 근거가 될 수 있습니다. 아내인 이윤경 씨는 줄기세포 치료 효과에 대해 덧붙였습니다. "코로나19 팬데믹의 부정적인 영향이 남편의 급격한 병세 악화의 원인일 수도 있습니다. 그러나 저희 부부가 감히 확신하는 것은 적어도 제 남편에게 줄기세포는 병의 증상을 개선해주었고 진행을 늦춰주었다는 점입니다." 김순권 씨는 2022년 7월부터 다시 줄기세포 시술을 받기 시작했습니다.

김순권 씨는 미국에서 건축가로 일했고, 아내 이윤경 씨는 교수입니다. 한평생 학문에 정진하며 열심히 살아온 부부의 일상은 병으로 인해 와르르 무너졌습니다. 사는 동안 최소한 잘 걷고 듣고 보고 말할 수 있어야 삶을 즐길 수 있지 않을까요? 아내 이윤경 씨의 이야기를 소개하겠습니다. 그녀는 관절염으로 크게 고생했습니다.

평생 내 두 다리로 걷고 싶습니다

이윤경 씨는 남편, 지인들과 함께 2013년 어느 날, 뉴욕에서 출발하는 8박 9일간의 크루즈여행을 떠났습니다. 크루즈여행이 끝나기 전날 저녁 식사를 하며 식사 후에 있을 댄스파티에 함께 참석하자는 얘기들이 오갔습니다. 호기롭게 그러자 하고 서둘러 일어나 나오다가 그녀는 갑판 위에서 무엇인가에 걸려 꽈당 하고 넘어졌습니다. 넘어지자마자 반사적으로 벌떡 일어났습니다. 아프다는 생각은 전혀 없이 누가 보면 안 된다는 생각뿐이었답니다. 다행히 맨 뒤로 나온 그녀의 사고현장을 목격한 사람은 아무도 없었습니다. 한두 걸음 앞서 가던 남편도 몰랐지요.

얼굴에는 상처가 없었으나 무릎을 다친 듯 제대로 걷기가 불편했습니다. 즐거운 자리에서 이러저러한 사고로 무릎이 아프다고 말해서 분위기를 깨기가 싫었습니다. 댄스 무대에는 나가지 않고 파티장 뒤쪽에 자리를 잡았습니다. 그러나 이때 누군가 한국 여성들을 무대 위로 불렀습니다. 한국 여성들 10여 명 가운데 하릴없이 그녀도 함께 올랐습니다. 음악이 시작되었고 그녀도 모르는 사이 무대 중앙 앞쪽으로 떠밀려 나왔습니다. 호기심 어린 외국인들이 쳐다보자 그녀에게 마치 한국 여성의 위상이 달린 듯 열심히 춤추었습니다.

이렇게 해서 그녀의 무릎 통증은 걷잡을 수 없게 되었습니다. 정형외과에서는 손상된 연골과 인대가 회복되고 붓기가 빠져야 수술도 생각할 수 있다며 깁스를 해주었습니다. 깁스를 푼 후에도 무릎 통증은 계속되었고 새벽에 통증으로 잠을 깨는 일이 자주 일어났습니다. 이때는 이미 남편이 줄기세포 시술을 받기 시작한 때였습니다. 주위에서 줄기세포 시술로 무릎 통증이 나았다는 얘기를 들었던 터라 그녀도 용기를 내어 시술을 받았습니다. 통증이 심했던 왼쪽 무릎을 먼저 맞고 1개월 후 오른쪽 무릎에 맞았습니다. 시술 후 처음 2개월 정도는 전혀 효과가 없는 듯 보였습니다.

그러던 어느 날 아침, 눈을 떴는데 밤새 통증이 없었습니다. 그 힘들었던 무릎 통증이 슬그머니 사라졌습니다. 그 후 4년이 지나 왼쪽 무릎에 다시 통증이 시작되었고 주저 없이 왼쪽 무릎에 시술을 받았습니다. 지금은 아침마다 1시간씩 요가하고 일주일에 두 번씩 젊은이들과 줌바댄스를 춰도 무릎이 끄떡없습니다.

주위에 많은 이들, 특히 여성들이 무릎 통증으로 고생합니다. 동서양을 막론하고 무릎 관절염은 여성에게 더 많이 발생하는 것으로 알려져 있습니다. 그녀는 인구의 절반이 되는 여성들, 특히 갱년기 여성들이 무릎관절염으로 고통받는 것에 주목했습니다. 그리고 이렇게 말했습니다. "만일 줄기세포 치료를 사회적, 정책적 이슈로 공론화할 수 있다면, 그래서 이러한 공론화가 성공한다면 해결책을 찾기 위한 정책적, 재정적 노력이 탄력을 받을 것입니다. 우리는 미래를 만들어갈 수 있습니다."

영원한 젊음은
이미 시작되었습니다

지금의 시대는 양보다 질이 중요합니다. 건강 문제에서도 숨을 쉬고 있다는 사실보다 생각하는 대로 보고 듣고 걸을 수 있는 자유로운 활동이 가능한 건강 상태가 중요합니다. 50대 피부를 20대 피부로 되돌리기 위해 갖가지 의학적 방법들이 시도되고 있고 일정 부분에서는 성과도 있습니다. 그러나 끊임없이 새로운 연구가 이루어지고 있는 이유는 무엇일까요? 젊어지고자 하는 인류의 꿈을 아직 만족시키지 못했기 때문입니다.

육체의 질병이든 정신질환이든 병든 인생은 자유롭지 못하며 살아 있는 것이 고통이기도 합니다. 감옥에 갇혀 자유를 잃은 것처럼, 슬프고 우울합니다. 그런데 이렇게 한숨과 눈물로 생활하던 인생이 어느 날 석방되어 마음껏 걷고 즐거운 노래를 부르는 자유인의 삶을 살게 하는 열쇠가 줄기세포입니다.

현대 의학으로 치료할 수 없는 질병은 무수히 많습니다. 최첨단 의료장비로 검사해도 이상이 없는데 죽고 싶을 정도로 극심한 통증에 시달리는 이들을 많이 만났습니다. 자신의 줄기세포를 배양하여 정맥 내 투여를 통해 통증이 줄어들어 삶의 의욕을 되찾고 어둡고 찡그린 얼굴에서 밝게 웃는 얼굴로 인사하는 사례를 경험하면서 더욱 부지런히 연구하게 되었습니다. 최근에는 방광암에 걸렸던 지인의 아버지가 깨끗하게 치료되었다는 서울대 병원 주치의의 설명을 듣고 온 가족이 기쁘게 웃는 것을 보면서 얼마나 감사했는지 모릅니다. 인간이 살아 있는 세포의 운명을 바꿀 수 있다는 확신을 얻게 되었지요.

줄기세포를 이용하면 생체 시계를 거꾸로 돌릴 수 있고, 세포 정보를 포맷하여 초기 단계로 리프로그래밍할 수도 있습니다. 2016년 후안 카를로스 이스피수아 벨몬테Juan Carlos

Izpisua Belmonte라는 스페인 과학자가 생체 시계를 되돌리는 단백질 혼합물을 조로증에 걸린 쥐에게 투여했습니다. 쥐의 수명이 30% 늘었습니다. 2022년 영국 케임브리지대학에선 50대 피부 세포를 부분적으로 리프로그래밍해 20대의 피부로 돌려놓기도 했습니다. 그런데 세포를 너무 초기 단계로 돌려버리면, 뭐든지 될 수 있는 이 세포는 종종 암세포가 되는 걸 택하기도 합니다.

실제로 암에 걸린 환자의 면역세포는 쇠약해서 잘 배양되지도 못하고 암세포를 죽이는 능력도 약합니다. 그러나 젊고 건강한 사람의 피를 기증받아 기증자의 면역세포를 배양하면 좋은 면역세포 배양액이 됩니다. 이것을 암 환자의 면역세포를 배양할 때 첨가하면 암 환자의 면역세포가 활력을 되찾고 암세포를 죽이는 능력도 증가합니다. 저는 이 사실을 연구하여 특허기술로 인정받았습니다.

또한 일본 후생성의 재생의료 치료기술 승인을 받아 실용화했습니다. 뿐만 아니라 줄기세포를 정맥 내로 투여하여 지속적으로 보충해주면 피를 만드는 골수를 젊고 건강하게 하여 젊은 피를 만들 수 있다는 가능성도 확인했습니다. 혈액 주입은 동물 실험에서 이미 효과가 증명된 방법입니다. 미국 듀크대학 의대와 하버드대학 의대 연구진은 젊은 쥐에게 수혈받은 늙은 쥐의 수명이 9% 늘었다고 발표했습니다.

세포가 살아나니 10세는 젊어진 기분

임세영 씨는 연구중심대학(World Class University, WCU)에서 31년간 근무하고 2018년 8월에 정년퇴직을 했습니다. 그런데 정년퇴직하기 6개월 전부터 긴장이 풀려서 그런지 몸이 여기저기가 아팠습니다. 특히 동작이 굉장히 느려졌습니다. 떨림이 좀 있었지만, 평소에 워낙 건강했기 때문에 신경을 안 쓰다가 그래도 혹시나 싶어 병원에 갔더니 파킨슨병을 진단받았습니다.

그에게는 두 가지 선택권이 있었습니다. 의사 선생님이 주는 대로 약을 먹고 버티는 것과 운동으로 극복하는 것 중에서 그는 후자를 택했습니다. 특히 열심히 걷고 뛰었는데 하루에 1만~1만 7,000보를 걷다 보니 무릎이 이상했다고 합니다. 파킨슨병이 생기면 도파민이 부족해집니다. 도파민은 근육을 조절해 신체 운동과 평형에 관여하는 신경전달물질입니다. 도파민이 생성이 안 되거나 기능을 제대로 못하게 되면 움직임이 느려지거나 뻣뻣해지고 떨리는 증상이 나타납니다. 인간이 걸을 때 받는 충격을 부족한 근육 대신에 뼈가 흡수해서 무릎뼈가 망가진 것이지요. 무릎 통증이 오래되면 관절염으로 발전할 수 있다는 얘기를 듣고 줄기세포를 맞았습니다.

2019년 4월에 처음 맞고 신기하게도 통증이 사라졌습니다. 그 후로 무릎관절에 세 번을 맞고 정맥 내로 20회 맞았습니다. 줄기세포 덕분에 지난 5년간 열심히 운동할 수 있었고 무릎 통증을 잊고 살았다고 합니다. 꾸준히 줄기세포 체험을 하던 어느 날 갑자기 운전하기가 굉장히 어려워졌다고 합니다. 시야가 갑자기 어두워져서 안과 진단을 받았더니, 근시가 6.25dio(디옵터)에서 5.2dio로 바뀌었습니다. 근시가 개선된 겁니다. 시력에 맞추어 안경을 바꾸고 다시 정상생활로 돌아올 수 있었습니다. 줄기세포 덕분이라는 생각에 그 뒤로도 몇 번 눈 주위에 줄기세포를 투여했습니다. 그는 원래 녹내장이 있었는데, 안질환에도 많은 도움을 받은 것 같다고 말합니다. 그에게 줄기세포 체험이란 무엇인지 물었습니다. "파킨슨병을 곧장 치료하는 묘약은 아니지만 평소 병을 관리하는 데 매우 유익하다고 생각합니다."

100세를 살아도 건강하지 못하면 무슨 의미가 있을까요? 줄기세포를 통해 노화역전을 이루면 사는 동안 늙지도, 병들지도 않으면서 오래 사는 삶이 가능해집니다.

"누워 있어도 좋으니
살아만 있어줘요."

"일상에서 대수롭지 않은 것들이 제게는 큰 기적이었어요."

2005년 5월, 40대 김수영 씨에게 어느 날 갑자기 류머티즘관절염이 찾아왔습니다. 회사에서 체조하는데 다리에 힘이 풀려 주저앉고, 말하려는데 턱이 아파 입을 벌릴 수가 없었습니다. 출근하는데 발바닥 뼈에 금이 간 것처럼 아파서 걷지를 못했습니다. 2009년도부터는 완전히 침대 생활을 하게 되었습니다. 관절마다 베개를 받쳐 놓았고, 목이 안 돌아갔습니다. 팔도 빠지고, 계단도 못 내려갈 정도로 상태가 심각했습니다. 그렇게 류머티즘관절염과 꼬박 6년을 싸웠습니다.

몇 년 동안 집에만 있다가 지푸라기라도 잡는 심정으로 이것저것 시도했습니다. 한약, 생약도 먹어보고 좋다는 것은 다 해봤습니다. 부모님에게 의탁하는 삶이 괴로워 소변을 쓰는 민간요법까지 해봤지만 나아지지 않았습니다. 그러던 중 인터넷을 통해 우연히 줄기세포를 알게 되었습니다. 시험 삼아 해보자는 마음으로 휠체어를 타고 일본에 가서 줄기세포를 맞았습니다. 시술한 지 일주일 만에 부축을 받아서 12m를 걸었습니다. 기적적으로 생애 두 번째 걸음마를 뗄 수 있게 된 것입니다.

한 달 뒤에 다시 시술하고서는 몸이 가뿐해졌습니다. 걸음이 빨라지고 온몸의 붓기가 다 빠졌습니다. 줄기세포 치료를 하기 시작하면서부터 일상에서 할 수 있는 일이 하나둘씩 생겼습니다. 컵도 들 수 없던 그녀가 물병을 번쩍 들고 손가락을 자유자재로 움직이며 만두를 빚었습니다. 상체를 완전히 다 쓸 수 있는 상태에서 세 번째 시술을 받고, 휠체어에서 일어나 스스로 걸었습니다. 그녀는 하고 싶었던 상담 공부를 시작하게 되었습니다.

어떻게 이런 일이 일어났을까요? 전혀 움직일 수 없던 그녀가 몸을 일으킬 수 있었던 건 줄기세포 덕분이었습니다.

"면역체계가 정상적으로 가동되는 것 같았어요."

그녀는 이제 류머티즘관절염 완치 판정을 받고 학교에 나가 상담을 하고 있습니다.

저는 김수영 씨의 사례를 통하여 가족애를 확인하고 있습니다. 그녀의 어머니를 만난 적이 있는데, 연신 감사하다고 하면서 허리 굽혀 인사하고 눈물을 흘리던 모습이 생생합니다. 부모에게 몸을 의탁했던 수영 씨가 이제 건강해져서 치매에 걸린 어머니를 간호하는 모습을 보면서 줄기세포를 통해 가족애를 전할 수 있다고 느꼈습니다.

우리나라에 류머티즘관절염 환자 수는 40~50만 명 정도입니다. 여성의 발병률이 남성의 2배 이상입니다. 통증은 날이 갈수록 심해지고 아침에 일어날 때 뻣뻣한 증상이 있습니다. 시간이 지나도 풀리지 않는 것은 관절이 굳어서인데, 수저질을 못한다거나 걷지 못하는 장애를 초래해서 일상생활이 불가능해집니다. 관절을 싸고 있는 얇은 막에 염증이 생기는데, 대부분 손가락, 손목, 발목 등 작은 관절에 먼저 생깁니다.

일반적으로 자가면역질환은 염증이 자가 면역계에 이상을 초래해서 발생합니다. 즉, 면역계가 자기 세포나 조직을 공격하는 것을 말하는데, 전신에서 비정상적인 면역 반응이 일어나는 부위에 따라 질병이 다양합니다. 면역계가 눈을 공격하면 눈이 실명하는 베체트병이 되고, 관절을 공격하면 류머티즘관절염에 걸리는 것이지요. 이렇게 자가면역질환으로 알려진 질병만 800여 가지가 됩니다. 현재는 증상만 완화하는 스테로이드 요법, 특정 자가면역질환에 맞는 항체를 주사하는 치료법만이 사용되고 있습니다.

　　연구에 따르면 줄기세포는 자가면역질환에 탁월한 효과를 보입니다. 우리 몸 안에 면역체계를 정상화할 수 있는 촉발요인으로서는 줄기세포가 유일하게 과학적 효과가 입증되었습니다. 줄기세포는 조절 T세포regulatory T cell를 촉진하고 사이토카인cytokine이라는 면역체계를 조절하는 신호물질을 분비합니다. 비정상적인 면역체계를 정상화시키는 작용을 하지요. 그리고 부작용 없이 항염증 작용이 뚜렷합니다. 자가면역질환에 의해 조직이 완전히 변형되기 전에 줄기세포 치료를 하면 완전히 극복할 수 있습니다. 그 증거 사례로 루푸스 완치 판정을 받은 구혜경 씨의 이야기를 들려드리겠습니다.

절망의 구렁텅이에서 끌어올려지다

1965년생인 구혜경 씨는 마지막으로 줄기세포를 맞은 게 5년 전입니다. 39세부터 맞기 시작했는데, 다소 젊은 나이에 맞기 시작한 이유는 전신 홍반 루푸스라는 자가면역질환 때문이었습니다. 그때만 해도 루푸스는 굉장히 희귀했는데요. 세 아이의 엄마이자 누군가의 딸이자 며느리, 또 직장인으로서 바쁘게 살고 있었는데 불현듯 질병이 찾아왔다고 합니다.

의사 선생님은 다행히도 일찍 진단받기 때문에 1년만 치료하면 고칠 수 있을 거라고 희망을 주었습니다. 그 1년이 2년이 되고, 3년이 되고, 4년이 되고, 5년이 되도록 병은 낫지 않고 통증을 줄이는 약만 한 움큼씩 하루에 세 번을 먹었다고 합니다. 그런 고통스런 삶에서 그린 미래는 죽음뿐이었습니다.

엄마이자 아내로서는 말할 것도 없고, 한 인간으로서 온전히 살 수 있는 길조차도 좁아져만 갔습니다. 약의 부작용으로 하지불안증후군, 다발성근염, 천식으로 고생하며 일상생활만 겨우 유지하는 정도였습니다. 루푸스 진단 이후 6년 동안 몸이 붕 떠 있는 느낌이 들었고, 내 피부가 내 것이 아닌 듯한 느낌, 그리고 온몸에 전기가 찌르르 흐르는 듯한 느낌이 계속되었습니다. 피곤하면 이명이 들리는 기분 나쁜 느낌이 있었으며, 노안이 생기면서 작은 글씨가 흐릿하게 보이기 시작했습니다. 평소 활동하는 양보다 많이 움직인 다음 날이면 3~4일 정도는 일상 활동을 못 할 정도로 힘들어 누워서 지내야만 했습니다. 쉬지 않고 무리하면 열이 올라 홍반이 생겨 응급실에도 여러 번 갔습니다. 직장생활은 물론이고 외출도 거의 못 하는 상황이 되었지요. 또한 스테로이드 장기복용으로 쿠싱증후군이 심해져 체중이 25kg 이상 증가해 몸이 늘 부어 있었으며, 40세에 폐경이 되고 천식으로 인한 심한 기침 때문에 매우 힘들었습니다.

"누워 있어도 좋으니까 살아만 있어줘요." 남편의 말 한

마디에 약을 먹으며 버텼습니다. 그러던 중 지인의 소개로 줄기세포를 알게 되었는데 의심스러워서 우선 담당 의사 선생님을 찾아가 조언을 구했습니다.

"구혜경 씨, 돈이 그렇게 많습니까? 그 돈으로 여행 다니고 좋은 것 보고 좋은 것 많이 먹으세요." 의사 선생님의 반대에도 불구하고 그녀는 줄기세포 치료를 결심했습니다. 건강했던 모습으로 단 1년이라도, 아니 한 달, 아니 단 하루라도 살 수 있다면 시도해봐야겠다고 생각했습니다.

2009년 12월 9일 줄기세포 치료를 하고 다음 날, 난생처음으로 아침 6시에 매우 개운하게 일어났습니다. 그 이후로 줄기세포를 조금씩 자주, 오래 맞으니까 몸이 차츰 좋아졌습니다. 시력이 회복되어 약 설명서 등을 읽을 수 있게 되고, 기침이 멎어 천식 약을 끊게 되고, 생리가 다시 시작되어 갱년기 증세가 없어졌습니다. 숙면을 이루는 정상적인 생활은 물론이고 매일 출근할 수 있는 기력도 생겼습니다. 이후 월 1~2회 정도 투여횟수를 조절해가며 2년을 지속적으로 체험한 결과 통증이 거의 사라지고, 3년 정도 됐을 때는 병원에 발길이 뜸해졌습니다. 4년이 지나고서 급기야 복용하던 모든 약을 끊게 되었습니다. 약을 끊고 병원에 갈 일이 없으니까 건강을 누리며 살았겠지요. 그러던 어느 날 갑자기 몸이 아파왔습니다.

루푸스가 재발한 건 아닌가 두려운 마음으로 그녀는 오랜 담당의를 찾아갔습니다. 의사 선생님은 진료 기록을 보면서 뜻밖의 질문을 했습니다. "예전에 줄기세포를 맞는다고 했는데 어떻게 됐나요?" 그녀는 루푸스가 재발했을까 봐 걱정되어서 왔다고만 말했습니다. 의사 선생님은 말했습니다.

"진료상에는 아무 문제가 없고, 혈액 검사도 정상이네요. 완치되셨습니다."

병원에 가기 전까지 스스로 완치되었다고 믿었지만, 의학적으로 판단한 의사 선생님의 말씀은 농담처럼 들렸습니다. 그렇게 그녀는 루푸스 완치 판정을 받았습니다.

저는 구혜경 씨의 루푸스 완치 판정을 통해 줄기세포 치료의 미래를 확신하게 되었습니다. 단순히 증상을 개선하고 질병의 악화를 지연시키는 것이 아닌 근본적으로 난치병을 완치시킬 수 있다는 희망을 찾았습니다. 절망의 구렁텅이에서 새로운 삶의 즐거움을 찾은 그녀를 항상 응원합니다.

우리는 날마다
죽습니다

"제 인생은 줄기세포를 만나기 전과 후로 나눌 수 있습니다."

40대 교사인 강민지 씨는 20대에 온통 아팠던 기억뿐입니다. 대학교 1학년 겨울방학에 왼팔 안쪽에 작은 콩알만 한 덩어리가 만져지기 시작했고 점점 단단해졌습니다. 꾹 누르면 통증이 느껴져 '작은 종기이려니….' 하고 대수롭지 않게 생각했습니다. 그해 여름, 송곳으로 찌르는 듯한 통증이 간헐적으로 생기기 시작했고, 2학년 여름방학에는 칼로 찌르는 듯한 통증이 올라와 잠을 이룰 수가 없었습니다. 섬유종 진단을 받았습니다. 왼팔 안쪽에 근육이 섬유화되어 양성종양으로 발전했으며, 종양의 크기는 1.5cm였습니다. 1차 수술을 받았지만 6개월 만에 재발했으며 통증은 더욱 심해졌습니다. 통증이 극심해서 3기 암 환자들이 먹는 모르핀 계열의 진통제와 수면제 없이는 하루에 2~3시간밖에 잠을 자지 못했습니다. 결국 1년 만에 2차 수술을 진행했고, 1차 수술 부위보다 훨씬 넓은 왼팔 전체를 수술하는 공격적 수술이었습니다.

하늘이 무심하게도 왼팔 안쪽 전체와 겨드랑이 안쪽, 왼쪽 가슴 위쪽까지 종양이 급속도로 전이되기 시작했습니다. 3차 수술을 논의할 정도로 상태가 나빴습니다. 담당의는 왼팔에 중요한 신경이 지나가는 데다가, 심장 위까지 전이되어 심장외과 의사와 24시간에 걸친 수술을 해야 한다고 했습니다. 수술 이후 왼팔을 사용하지 못할 수도 있다는 얘기를 듣고 누가 수술을 결심할 수 있을까요? 벼랑 끝에 선 심정으로 전국의 병원을 100여 군데 다니며 양방, 한방, 대체의학 할 것 없이 샅샅이 알아보았다고 합니다. 암 투병하는 8년간 힘든 나날이 지속되었습니다.

그러던 중 어머니의 권유로 줄기세포를 체험하게 되었습니다. 진통제와 수면제로 하루에 2시간도 겨우 잤던 그녀가, 줄기세포 4억 셀을 처음 맞고 돌아온 바로 그날 10시간을 한 번도 깨지 않고 잤습니다. 어머니가 숨쉬고 있는지 살펴볼 정도였습니다. 그리고 나서 통증이 기적처럼 줄었습니다. 평소 통증이 10단계라면 줄기세포를 맞고 2단계 수준으로 떨어졌습니다. 한 달 후에는 다시 통증이 8~9단계로 올라왔습니다. 2년 동안 거의 한 달에 한 번씩 줄기세포를 맞고, 40억 셀 이상을 투여하고 난 이후부터 몸이 건강해졌다고 느꼈습니다.

줄기세포를 2~3개월에 한 번씩 맞아도 될 만큼 통증이 확연히 줄어들었습니다. 점차 간격을 늘려 3개월에서 6개월, 6개월에서 1년에 한 번씩 줄기세포를 맞아도 통증 없이 지낼 수 있을 만큼 삶의 질이 많이 개선되었습니다. 지금까지 약 100억 셀 정도의 줄기세포를 투여했으며, 줄기세포를 만나지 못했다면 아직도 통증 속에 힘든 생활을 하고 있었을 거라고 말합니다. 그녀는 덧붙였습니다.

"종양의 크기가 줄어들지는 않았지만 통증이 줄어든 것만으로도 감사해요. 통증이 줄어든 덕분에 임용고시를 준비해서 교사가 되었고, 사랑하는 사람을 만나서 꿈꿀 수 없었던 결혼도 하게 되었습니다. 꿈꾸지 못한 평범한 삶이 현실이 되는 기적이 이루어졌습니다. 앞으로 줄기세포에 대한 인식이 개선되고 많은 난치병과 다양한 환자들이 줄기세포 치료를 받을 수 있기를 희망합니다."

사실 저의 인생도 마찬가지입니다. 줄기세포를 연구하고 실용화하면서 충청도 촌놈으로서 잘 먹고 잘 살기 원했던 수의사는 주어진 사명감을 완수하겠다는 개척자가 되었습니다. 강민지 씨의 이야기는 처절한 고통에서 자유를 찾은 이의 눈물과 같습니다. 대학생 시절에 죽기보다 힘든 통증과 사투를 벌였고, 그 통증은 그녀를 극단적 선택으로까지 몰고 가기도 했습니다. 꽃다운 20대 대학생활을 '삶'과 '죽음'이라는 두 단어로 살게 했지요. 그런데 수십 회 일본을 오가면서 제가 연구한 기술로 배양된 줄기세포를 정맥 내로 투여받은 결과 통증에서 해방되었습니다. 그녀가 줄기세포를 만나기 전과 후로 인생이 나뉜다는 말은 저의 고백이기도 합니다.

죽어야 삽니다

우리는 아침에 일어나서 살아있음을 느끼지만 사실 우리 몸을 구성하고 있는 60조 개 세포들은 날마다 생성되고 죽습니다. 제 기능을 다한 늙은 세포가 자연사해야만 새로운 젊은 세포가 생겨서 우리 조직의 기능을 정상적으로 유지할 수 있습니다. 그런데 죽을 때가 되지 않은 세포를 많이 죽게 하는 사고가 발생하면 몸속에 예비되어 있는 줄기세포의 재생 능력으로는 제때 충분한 수의 세포를 재생하지 못해 결국 질병이나 노쇠의 고통으로 빠지게 됩니다. 또는 선천적 요인이나 사는 동안 겪는 스트레스 등 환경적 요인에 의해 몸속 줄기세포가 고갈되면 우리 몸은 질병에 취약해지고 노쇠에 이르게 됩니다.

한편 내 세포이지만 자연사하지 않고 계속 살기 위해 다른 세포들의 영양분을 빼앗고 무한 증식하는 세포가 있습니다. 바로 암세포입니다. 유전적인 소인이나 환경적 원인에 의해 돌연변이된 암세포는 체내의 자연사 메커니즘을 역행합니다.

그런데 인간은 시간이 지날수록 유전적 소인이 발현될 가능성이 높아지며 스트레스, 환경오염 등에 노출되면서 줄기세포가 고갈되거나 세포의 돌연변이가 늘어나면서 항상성이 깨져 늙고 병들고 암에 걸립니다. 정상적인 세포가 죽었다가 다시 생성되도록 우리의 생각과 생활을 바로잡아야 합니다. 줄기세포의 고갈을 예방하고 활성을 높이는 노력을 해야 합니다. 생각을 비우고 생활을 절제해야 합니다. 욕심을 비우고 술, 담배, 마약, 성적 탐닉, 맛있는 음식 등등 말초적인 즐거움을 주는 세상의 유혹을 따르지 않는 절제된 생활을 실천해야 합니다.

줄기세포가 손상된 몸을 치료하는 기전

"줄기세포가 만병통치제인가요?", "산삼하고 무엇이 다른가요?", "명확한 근거가 있나요?" 줄기세포로 손상된 몸을 건강하게 되돌리는 연구를 하면서 많이 받은 질문과 공격입니다. 2011년 스웨덴의 카롤린스카대학 의대를 방문했을 때

모 교수가 제게 말했습니다. "당신이 이룬 자가줄기세포를 이용한 치료사례는 놀랍습니다. 그렇지만 동물시험 연구를 많이 하기 바랍니다. 이를 통해 좀 더 과학적인 기전 연구를 추천합니다."

12년이 지난 현재는 전 세계적으로 많은 연구를 통해 줄기세포 치료 효과의 기전이 밝혀지고 있으며 질환별로 자세한 기전 연구가 이루어지고 있습니다. 물론 단일 화학 성분의 의약품처럼 특정한 한 가지 기전으로 설명되지는 않지만 오히려 이것이 줄기세포 치료의 장점이기도 합니다. 내 몸이 내 질병을 치료하고 내 줄기세포로 노화를 역행하는 기전이 어디 한 가지로 가능할까요?

화학의약품과 천연물의약품의 차이와 유사하면서도 내 줄기세포는 부작용 없이 내 몸이 정상적으로 회복하도록 돕습니다. 어떻게 돕느냐고요? 항염증 작용이 확실히 규명되었습니다. 머리끝부터 발끝까지 체내 염증을 치료합니다. 화학성분의 소염제는 할 수 없는 뇌 속의 염증까지 치료합니다. 줄기세포의 항염증 작용은 질병 치료와 노화역전의 중요한 기전 중의 하나이지요. 또한 줄기세포를 잘 배양하여 주사하면 내 몸속에 존재하는 줄기세포의 작용을 촉진하여 건강한 새 세포를 재생합니다.

중요한 것은 면역체계에 작용하여 면역력의 균형을 이루게 하며 내분비계에 작용하여 호르몬 분비를 정상적으로 이루어지도록 돕는다는 사실입니다. 무엇보다도 제가 주목하는 작용 기전은 골수 기능의 정상화입니다. 이 기전은 방사선 조사를 하여 골수가 손상된 실험동물에 줄기세포를 정맥내로 투여했더니 골수 기능이 정상화되는 것을 관찰한 우리 연구팀의 논문을 통해서도 확인되었습니다. 그런데 신기한 것은 최근에 와서야 골수의 노화에 따른 조혈모세포의 노화가 몸의 노화와 밀접한 관련이 있다고 밝혀진 것입니다.

골수는 적혈구나 백혈구, 혈소판과 같은 혈액세포를 만들어 공급하는 뼈 사이의 공간을 채우고 있는 부드러운 조직입니다. 골수는 어떻게 혈액세포를 생산해낼까요? 골수의 혈액에는 조혈모세포라는 것이 약 1% 존재하는데 이것은 모든 혈액세포를 만들어낼 수 있는 능력을 갖고 있습니다.

조혈모세포는 자신과 같은 세포를 만들어낼 수 있는 자기복제 능력과 산소를 운반하는 적혈구, 우리 몸에 침입하는 균들을 막아내는 백혈구, 지혈을 담당하는 혈소판으로 분화할 수 있는 혈구 분화 능력을 갖고 있습니다.

엠마뉴엘 파세게Emmanuelle Passegué 미국 컬럼비아대학 유전학 교수에 따르면 "노화한 조혈모세포에서는 더 적은 양의 적혈구와 면역세포를 생성하고, 이렇게 생산된 피도 염증 회복이나 세포에 영양분을 공급하는 기능이 떨어지기 때문에 몸에 나쁜 결과를 초래한다."고 말했습니다. 그러므로 "40세의 조혈 시스템을 가진 70세 노인은 더 오랫동안 건강하게 살 수 있을 것으로 생각한다."고 덧붙였습니다. 따라서 조혈모세포를 만들어내는 골수 기능을 정상화하는 일이 건강 관리에 매우 중요하다는 것을 시사합니다.

의학은 단순하게 치료된 증거만 있으면 되는 것이 아니고 왜 치료가 됐을지를 밝혀낸, 다시 말해 근거중심의학Evidence-based medicine을 향해야 합니다. 줄기세포 의학은 바로 과학적 근거를 찾아가는 과정에 있습니다. 이 과정을 여러분에게 설명할 테니 몸속에 있는 줄기세포가 생명의 보물이라는 것을 깨닫기를 바랍니다.

노화역전과 질병역전의
비밀병기

흔히 노후 준비란 한마디로 죽는 날까지 돈을 움켜쥐는 일로 요약되지만 정말 필요한 건 바로 건강입니다. 노화역전을 이루어낸 산증인, 후지타 신파치 씨 이야기입니다.

1947년생으로 여든을 바라보는 그는 일본 건설업계에서 이름난 사업가입니다. 오랫동안 사업하면서 몸이 많이 망가지고, 건설현장에서 일하다 보니 청력이 많이 떨어졌습니다. 나이가 들수록 몸 여기저기가 아팠으며, 현기증 때문에 회사에 출근할 때도 벽에 기대어 걸음을 옮겨야 했습니다. 뒷목 통증이 심하고 왼손이 저려서 밤에는 잠을 이루기도 어려웠다고 합니다. 약 5년간 약물치료와 진통제 주사로 버렸습니다. 그러던 중 줄기세포를 체험하게 되었습니다.

10일 후에 거짓말처럼 몸이 가벼워진 것을 느끼고, 어지러움 증세가 호전되었습니다. 그리고 30일이 지난 뒤에는 어지러움이 완전히 나아, 왼쪽 귀가 들리게 되었습니다. 이전에는 TV 음량을 30dB(데시벨) 이상으로 올려야 들렸는데, 10dB로 설정해도 잘 들려서 펄쩍 뛸 정도로 기뻤다고 합니다. 또 허리부상 때문에 매년 겨울이 되면 엄청난 통증으로 고생했는데, 그해부터는 거짓말처럼 통증이 사라져 고민하던 수술을 하지 않기로 했습니다. 여든을 바라보는 나이에도 건강하고 즐겁게 사는 그는 "줄기세포 치료는 제 인생에서 가장 잘한 일입니다."라고 말합니다.

후지타 씨처럼 나이 들면서 누구나 여기저기 쑤시는 원인은 만성염증인 경우가 많습니다. 대한통증학회에 따르면 우리나라에는 만성적인 통증 환자가 약 250만 명이라고 합니다. 그중에서 65세 이상 노인 인구가 80% 이상을 차지하지요. 만성통증은 '증상'이 아닌 하나의 '질병'입니다. 각종 질병의 원인이 되는 체내 만성염증을 방치하면 혈관을 타고 돌아다니면서 신체를 손상, 즉 세포 노화와 변형을 일으켜

만성통증으로 진행합니다.

만병의 근원＝만성염증 → 만성통증

질병의 원인을 염증 이론에 기반하여 이해할 수 있습니다. 몸에 생기는 염증은 공장에서 일어나는 기계의 과부하와 같습니다. 이때 과부하가 생긴 곳에 적절한 조치를 하면 기계가 다시 작동하듯 염증이 치료되어 몸의 노화는 더뎌지고 질병이 치료됩니다.

의학계는 기존의 염증성 질병을 관절염, 천식, 여드름처럼 분명하고 급성인 염증 상태로 한정했던 것에서 벗어나 자각하기 어려운 만성염증이 존재한다고 밝혔습니다. 이 조용한 염증은 심장병, 알츠하이머병, 당뇨병, 특정 유형의 암 등을 일으킵니다. 급성염증은 염좌, 과로, 골절 등 상해 및 세균, 바이러스, 알레르기성 질환 등이 발생하면 쉽게 자각할 수 있습니다. 반면 잠복염증이라고도 부르는 만성염증은 잠재해 있는 해로운 유전자를 활성화시키면서 나타납니다. 예를 들어 노화 과정은 특정의 '노화 유전자'들이 활성화되는 것입니다. 이 경우 잠복염증을 최소화하는 것에서 인간의 장수 해법을 찾을 수 있습니다.

우리 몸속의 성체줄기세포는 외부의 충격이나 질환, 노화 등으로 죽은 세포 기능을 계속해나갈 새로운 세포를 재생하고 호르몬과 면역력을 조절하여 항상성을 유지하도록 도와줍니다. 이것을 잘 활용하면 질병 치료보다 예방에 더 효과적일 수 있습니다. 인간의 노화를 거스르고 건강한 삶을 유지하는 데 더 큰 효과를 보인다는 얘기입니다. 그러니까 우리는 몸속 성체줄기세포를 젊게 유지해야 합니다.

다시 젊어진 사람들의 비밀

대학교에서 조경학을 가르치는 70대 이규화 씨는 건강을 유지하고 질병을 예방하는 차원에서 줄기세포 시술을 받았습니다. 두피와 얼굴 피하, 정맥 세 군데에 맞았습니다. 두피 주사를 맞고 나서 주사를 맞은 부위는 검은색 머리카락이, 안 맞은 부위는 하얗게 센 머리카락이 났다고 합니다.

또 얼굴 피하 주사를 맞고 나서는 수업하러 갔을 때 학생들이 "교수님, 피부가 엄청 좋아 보이세요. 젊어지신 것 같아요!"라고 얘기했습니다. 얼굴 군데군데 검버섯과 잡티가 많아서 나이보다 늙어 보인다는 얘기가 참 싫었다고 합니다. 그런데 검버섯과 잡티가 서서히 연해지다가 시술하고 2년쯤 지나서는 거의 눈에 띄지 않을 정도로 깨끗해졌습니다.

정맥 시술 덕분인지 정기 건강검진에서 혈관 나이가 10년이 젊게 나왔습니다. 70대인데도 모르는 사람들은 60대 초반으로 봐주니까 자신감이 생기고 삶이 즐겁다고 합니다. 또 피로를 크게 못 느끼고 머리가 맑은 상태를 유지합니다. 15년간 줄기세포 시술을 계속하다 보니까 책상에 앉아서 6~8시간 정도 번역하거나 저술 활동을 하고, 4시간 정도 연속으로 강의해도 끄떡없다고 합니다. 산으로 현장 실습을 나가면 어떤 때는 8시간 동안 학생들을 지도해야 하는 경우도 있습니다. 그럼에도 불구하고 피로를 크게 느끼지 않고 강의나 실습을 지속하고 있습니다.

또 다른 사례로 70대 박보봉 씨 역시 건강한 상태에서 줄기세포를 접했습니다. 세월이 갈수록 조금씩 몸에 변화가 오는 걸 느끼면서 '질병을 예방하는 차원에서 줄기세포가 꼭 필요한 거구나.'라고 생각했다고 합니다. 자신은 효과를 별로 느끼지를 못하는데 왕성하게 단체 활동을 하는 그에게 주변에서 먼저 물었기 때문입니다.

"도대체 회장님은 어떻게 생활하고 뭘 드시길래 이렇게 행사마다 적극적이고 아이디어를 많이 내세요? 60대만 접어들어도 힘이 없는데 어디서 힘이 나서 그렇게 봉사활동을 많이 하는지 비결 좀 알려줘요."

"나는 하는 게 없어. 최근에 줄기세포를 시술한 것밖에."

나이가 들어도 건강해야 뭐든지 긍정적으로 볼 수 있고, 활동도 제대로 할 수 있습니다. 우리 몸 안의 줄기세포가 수천, 수억 배 많아지고 힘이 세지면 손상된 세포와 조직의 치유가 이루어집니다.

대중화만 남았다

줄기세포 기술을 실용화하면서 가장 안타까운 것은 어쩔 수 없는 높은 제조 원가 때문에 가격이 비싸다는 점과 경제 적으로 부유하지만 불신으로 줄기세포 치료를 선택하지 않아서 치료 시기를 놓치고 돌아오지 못할 강을 건너는 경우입니다. 경제적 능력이 부족하더라도 줄기세포 치료 혜택을 보기 위해서는 의료보험이 적용되어야 하므로 의약품으로 허가받아야 하고 약물경제성 평가도 이루어져야 합니다. 이를 위해 계속 연구개발을 하고 있습니다.

물론 경제적인 능력이 있으면서도 현명한 선택으로 활발하게 활동하면서 사회에 기여하는 분들도 많습니다. 의사, 변호사, 교수는 물론 기업가들도 많은데 부산의 모 기업인은 건강이 나빠져 아들에게 경영권을 넘겨주었다가 줄기세포 체험 이후에 다시 건강해져서 경영에 복귀하는 것을 보았습니다. 국내 주요 경제단체의 회장님은 하루가 멀다 하고 저녁 약속과 술자리를 가지면서도 활력이 넘치는 것이 줄기세포 효과 덕분이라고 합니다. 중견기업과 대기업의 회장님들이 줄기세포를 체험하면서 왕성하게 일하는 것을 자주 봅니다.

최근 80대 중견기업 회장은 부인, 딸과 함께 일본에서 줄기세포를 체험하며 화목한 가정을 이루고 있습니다. 퇴행성 관절염 때문에 무릎에 줄기세포를 맞는 정형외과 교수도 있습니다. 그런데 이 분들은 대부분 신상공개를 꺼립니다. 현재 줄기세포 치료는 해외 원정으로만 가능한 부자들의 전유물이라는 사회적 인식과 이에 대한 차가운 시선 때문일 것입니다.

국내 기업인이 비싼 외제차를 타고 다니는 것을 못마땅해 합니다. 그러나 연비가 좋고 안전하면 외제차든 국산차든 선택하는 것이 마땅하듯이 이제 우리나라에서 개발된 줄기세포 기술이 일본에서 승인받아 전 세계 환자들을 치료하는 시대가 열렸습니다. 저는 우리 국민들도 국내에서 안전성이 검증되고 효과가 기대되는 줄기세포 치료를 받을 수 있도록 제도를 개선하고 보험혜택을 받을 수 있기를 간절히 바랍니다.

앞서 살펴보았듯이 줄기세포를 이용한 재생의학을 통해

우리 몸은 젊어질 수 있습니다. 즉, 안티에이징을 넘어 리버스에이징을 실현할 수 있습니다. 안티에이징이란 나이가 들어가는 과정을 지연하여 만성질환이나 노쇠를 예방하는 것을 말합니다. 항노화가 주요한 목적이지요. 반면 리버스에이징은 인간의 모든 장기 기능을 생리학적으로 젊어지게 만드는 회춘을 의미합니다. 피부, 뇌, 폐, 관절, 심장, 신장, 근육 기능, 운동능력 등의 정신적·육체적 상태를 되돌릴 수 있습니다. 우리 몸속의 줄기세포를 활용하면 내 몸이 젊어지는 상상이 실재가 될 수 있습니다. 따라서 2장에서는 노화역전을 미래가 아닌 현실로 만든 확실한 증거를 살펴보겠습니다.

산도, 삶도 용기 있는 사람에게
허락됩니다

의학분야에서 인류에게 기여한 과학자에게 주는 가장 권위 있는 상은 노벨생리의학상입니다. 줄기세포 분야는 2012년 일본 교토대학의 야마나카 신야 교수가 역분화줄기세포(iPS)를 만든 업적을 인정받아 수상했습니다. 그 이전인 2005년까지는 우리나라의 황우석 교수님이 체세포핵이식줄기세포를 성공시켜 후보에 오르기도 했지요. 그런데 안타깝게도 논문의 오류 문제로 불발되었습니다.

2008년 11월부터 자가성체줄기세포를 이용하여 사람의 난치병 치료를 시작한 저희의 의료기술도 주목받게 되었습니다. 클로이의 청력 회복 등 기적 같은 치료 사례가 세상에 알려지면서 노벨재단도 주목했습니다. 이런 사실을 당시 〈조선일보〉 정병선 기자가 알게 되어 1년 이상 저와 연구소를 취재했습니다. 2011년에 노벨생리의학상 발표를 앞두고 신문사에 수상이 확실하다고 보고하여 5개 면을 특집기사로 구성했는데 다른 연구자가 받게 되어 크게 난처한 상황이 되고 말았습니다. 이후로 저는 정 기자에게 늘 미안한 마음을 지고 살며 서로 안부를 주고받는 사이가 되었습니다.

2016년 어느 날 정 기자가 제게 엄홍길 대장을 소개했는데 참으로 귀한 만남이 되었습니다. 세계적으로 유명한 산악인인 엄홍길 대장은 오른발이 정상이 아닙니다. 1998년 안나푸르나를 등반하던 중에 사고로 발목이 완전히 돌아갔고, 이후 장애 등급을 받았습니다. 1992년에 낭가파르밧을 등반할 때는 동상에 걸려 엄지발가락 일부를 잘라내야만 했지요. 걸을 때 발목이 굽혀지지 않는 데다, 몸의 균형을 잡아주는 엄지발가락이 짧은 탓에 걸을 때 오른발에 힘을 주지 못합니다. 산에 올라갈 때는 까치발이 되기 때문에 고통이 따르고, 평소 생활에도 어려움이 있어서 의자에 오래 앉

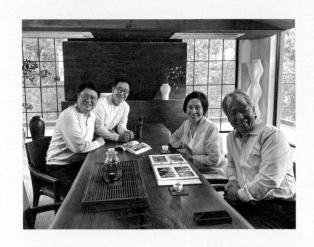

바이오스타의 줄기세포를 아끼는 배우 김혜자, 박상원, 산악인 엄홍길과 함께

앉다가 계단을 내려와야 할 때는 절름발이처럼 뒤뚱뒤뚱 내려오게 됩니다. 발목 수술을 한 주치의는 "아껴 쓰라."고 신신당부했답니다.

그럼에도 불구하고 엄 대장은 저와 함께 에베레스트산과 국내 여러 산을 오르면서 산에 대한 순수한 사랑을 가르쳐 주었습니다. 2019년에는 저희 연구원의 줄기세포 홍보대사로 위촉하여 발목관절에 1억 셀의 자가지방유래 줄기세포를 주사했습니다. 지금도 함께 산에 오르면 60대 중반의 나이에도 가장 앞장서서 빠르게 인도하는 엄 대장을 보면서 노화역전의 실마리를 찾습니다. 맑은 공기 마시기, 매일 걷기, 즐겁게 살기, 봉사하기, 열심히 일하기…. 우리 몸속 줄기세포를 젊어지고 활력 있게 하는 비결입니다.

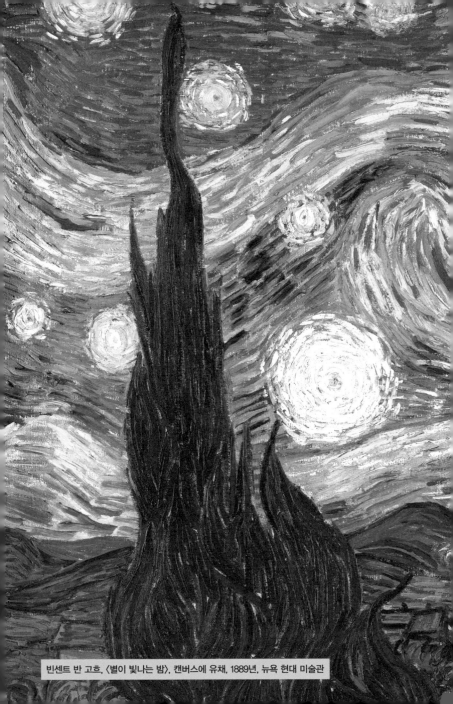

빈센트 반 고흐, 〈별이 빛나는 밤〉, 캔버스에 유채, 1889년, 뉴욕 현대 미술관

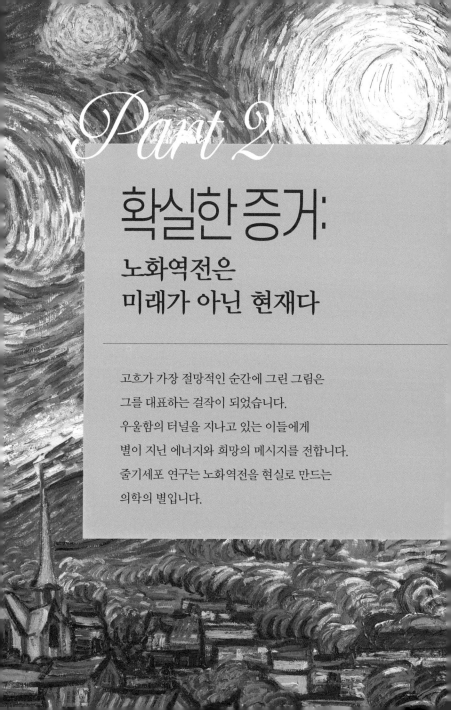

Part 2

확실한 증거:

노화역전은
미래가 아닌 현재다

고흐가 가장 절망적인 순간에 그린 그림은
그를 대표하는 걸작이 되었습니다.
우울함의 터널을 지나고 있는 이들에게
별이 지닌 에너지와 희망의 메시지를 전합니다.
줄기세포 연구는 노화역전을 현실로 만드는
의학의 별입니다.

80대를
인생의 황금기로 만들자

줄기세포를 투여받은 분들은 보통 어린 사람보다 나이 드신 분이 많습니다. 그분들은 줄기세포를 맞기 전에 이런 질문을 많이 합니다. "라 박사, 내 나이가 이미 70세인데 내 줄기세포가 힘이 있겠어?"

물론 젊은 사람과 비교하여 어르신의 경우는 노화된 줄기세포가 많습니다. 하지만 젊은 줄기세포도 있어요. 제가 오랫동안 연구한 것이 바로 이런 기술입니다. 첫째로 우리 몸에 있는 젊은 줄기세포를 선택적으로 배양하는 기술을 개발해 특허를 받았습니다. 이게 굉장히 중요합니다. 젊은 줄기세포는 우리 몸에 이로운 성장제를 많이 뿜어냅니다. 노화된 줄기세포가 배양되면 오히려 염증을 일으키거나 암을 유발할 수 있지요.

둘째로 줄기세포를 작게 배양하는 기술입니다. 줄기세포는 배양하면 할수록 크기가 커집니다. 아시다시피 줄기세포는 주로 정맥으로 투여되는데, 머리부터 발끝까지 혈관을 따라 전신에 공급되려면 직경이 매우 작은 모세혈관까지 통과할 수 있어야 합니다. 줄기세포의 크기가 매우 작아야 하는데, 그렇게 배양하는 것이 기술력인 셈이지요.

셋째로 줄기세포가 아픈 부위를 찾아가는 작용을 높이는 기술입니다. 젊은 줄기세포를 투여하면 혹시 암세포를 돕는 것 아닌가 하고 많이들 걱정하십니다. 앞서 줄기세포를 잘못 배양하면 암을 유발할 수 있다고 했습니다. 줄기세포는 미분화된 상태니까요.

쉽게 말하면 아이가 태어났는데 어떻게 교육시키느냐에 따라서 이 아이가 앞으로 판사가 될 수도 있고 범죄자가 될 수도 있습니다. 그래서 교육이 중요하잖아요. 마찬가지로 우리 몸에서 줄기세포를 뽑아서 배양하는 것은 교육하는 과정과 같습니다. 이때 줄기세포를 잘못 배양하면 오히려 암세포를 돕기도 합니다. 저는 줄기세포를 배양할 때 아스피린을 일정 시간, 일정 농도로 첨가하면 암세포가 억제되는 특성을 확인해서 특허를 받았습니다.

최근의 줄기세포 연구결과, 노화된 줄기세포는 오히려 신체의 노화를 촉진하고 염증을 촉발하는 것으로 알려져 있습니다. 따라서 저는 줄기세포를 젊게 되돌려서 젊어진 줄기세포가 우리 몸을 다시 젊어지게 만드는 연구를 하고 있습니다. 현재까지도 노인의 몸에서 채취한 줄기세포 중에서 젊은 줄기세포를 선택적으로 배양하는 기술을 성공시켰지만 노화된 줄기세포를 젊게 되돌리는 기술도 조만간 완성할 예정입니다.

머지않은 장래에는 80대를 건강하게 일하며 봉사하는 인생의 황금기로 만드는 세상이 올 것이라고 확신합니다. 제가 만난 사람들 중에 이러한 기대를 이미 현실에서 실천하고 있는 분들을 소개하겠습니다.

80대를 즐기며 일하는 사람들

KBS 〈6시 내고향〉을 10여 년 가까이 진행한 박용호 아나운서를 아시나요? 1947년생인 그는 아나운서로 30년간 일하면서 스트레스를 많이 받았다고 합니다. 그래서 그런지 어느 날 갑자기 가슴이 답답하고 심장이 뛰어서 참 괴로웠습니다. 유명한 심장내과 전문의를 찾아갔는데, 사타구니를 칼로 찢어 심장 조영술을 한 결과 심장으로 가는 혈관에 콩알만 한 무언가가 있다고 했습니다. 시간을 갖고 관찰해보자는 답변만 들었습니다.

그 무렵 그는 줄기세포를 맞기로 했던 터라 몇 차례 시술을 받았습니다. 그 이후 심장내과 정기검진 시기가 되어 병원을 찾아갔더니 의사 선생님이 깜짝 놀라며 물었습니다. "무엇을 했기에 이렇게 흔적이 없어졌나요?"

심장혈관에 보이던 콩알만 한 것이 싹 사라졌습니다. 가슴이 답답한 증상도 사라졌습니다. 두 눈으로 문제가 없음을 확인하고는 마음 놓고 편안한 일상을 즐겼다고 합니다. 현재는 아나운서를 정년퇴직하고, 고향인 강화도에서 농사를 짓고 있습니다. 그런데 그의 집안은 유전적으로 퇴행성관절염을 앓아온 터라 역시나 그도 무릎이 아프기 시작했습니다. 게다가 농사는 앉아서 하는 일이 많잖아요. 서서 하는 일은 별로 없고, 대부분 웅크리고 앉아서 해야 하는데 더 불편해지기 전에 무릎관절에 줄기세포를 맞기 시작했습니다. 꾸준히 맞다 보면 건강한 무릎을 되찾고 다가올 80대에도 자신의 무릎으로 걸으리라는 믿음이 있다고 합니다. 다만, 정기적으로 맞으려면 일본까지 가야 하는 상황이다 보니, 국내에서 시술하는 날이 얼른 오면 좋겠다고 말합니다.

나이가 들면 누구나 퇴행성관절염 때문에 불편합니다. 초고령사회 국가인 일본은 중장년층의 약 절반이 무릎관절 문제로 고생한다고 합니다. 우리나라도 퇴행성관절염이 진료 빈도 최다 질병이 될 가능성이 높습니다. 건강보험심사평가원에 따르면 퇴행성관절염으로 진료받은 환자는 2015년 260만여 명에서 2021년 289만여 명으로 30만 명 가까이 증가했습니다.

수술 없이 연골재생으로 무릎관절을 젊고 건강하게 되돌리는 시대가 열렸습니다. 그런데 우리나라에서는 줄기세포 배양만 허용하고 주사는 금지하고 있어 일본에 건너가 주사를 맞는 실정이지요. 국내에서도 안전성이 확인되면 전문의의 판단과 환자의 동의 아래에 사용할 수 있도록 현재의 규제를 풀어야 합니다. 그러나 '악법도 법'으로 지켜야 하기에, 계란으로 바위 치기일지라도 계속 인내심을 가지고 전진해야 합니다.

줄기세포 과학이 의학으로 넘어가면서 이제 많은 이들의 삶의 질이 올라가고, 심지어 생명을 살리는 기적 같은 일들이 이루어지고 있습니다. 이제 체험사례를 중심으로 우리 몸속에 있는 줄기세포가 어떤 작용을 하는지 질병에 따라 살펴보도록 하겠습니다. 10여 년간 저희 연구원들이 노화역전으로 삶의 질을 바꾸어놓은 사례들이 이어질 것입니다. 이를 통해서 혹시라도 불치병이나 난치병, 노인성 질환으로 고생하는 분들이 희망을 가질 수 있기를 바랍니다.

90년 살고 깨달았습니다

90세인 김순신 씨는 11년 전에 불행이 닥쳤습니다. 갑자기 어지럼증과 구토 증세를 느꼈고 의식이 가물가물해졌습니다. 곧장 화장실로 가서 토했지만 구토 증세는 가라앉지 않았습니다. 응급실로 실려 가 입원하여 철저한 검사를 받았습니다. 주치의가 말하기를 균형 감각을 75% 상실했으니까 일주일 동안 치료받으면 된다고 했고, 정확히 일주일 후에 퇴원했습니다. 퇴원 후에 그는 바로 건강이 회복될 줄 알았으나 또 다른 괴로움이 시작되고 말았습니다.

온몸에 힘이 없고 입맛이 사라졌으며 목소리도 겨우 나오는 상태가 되어버렸습니다. 원래 그는 주변에서 기운이 넘치고 목소리가 우렁차다고들 했거든요. 고소한 맛이 나는 음식을 상상하고 찾아내서 조금이라도 먹으려고 애썼지만 입맛이 돌아오지 않았습니다. 그 외에도 미열이 발생해서 힘들었다고 합니다. 동네 내과에 찾아갔더니 내과 원장이 "제가 해드릴 게 없어서 미안합니다."라고 답변했습니다. 다른 내과도 사정은 비슷했습니다. 내과 의사 두 명이 그를 포기했다는 사실이 꽤나 절망적이었습니다.

그는 지역 노인종합복지관에서 어르신들에게 영어를 가르치고 있었습니다. 몸이 망가진 후에는 마이크를 써도 목소리가 작아서 들리지 않자 어르신들도 굉장히 걱정했습니다. 툭하면 복지관에 있는 침대에 누웠습니다. 물에 빠진 사람이 지푸라기라도 잡는 심정으로 줄기세포를 맞아보기로 했습니다. 중국 상하이로 가서 2억 셀을 체험했는데 몇 주가 지난 후 그를 괴롭혔던 열감이 사라지고 입맛이 살아나서 음식을 먹게 되었습니다. 자연스레 목소리도 회복되었습니다.

그즈음에 어떤 명의로부터 그가 스테로이드 후유증에 시달린 것이라는 진단을 받았다고 합니다. 스테로이드를 써서 어지럼증을 치료했는데 퇴원 후에는 스테로이드를 사용하지 못 하니까 후유증이 온 거라고요. 그 이후 2012년 11월에 일본 후쿠오카에 가서 2억 셀을 투여했고 옛날처럼 열심히 강의할 수 있게 되었습니다. 그리고 2014년 5월에 중국 옌타이로 가서 2억 셀을 맞고 지금까지 건강을 유지하고 있습니다.

줄기세포의 위력을 체감하고 다시 건강을 회복한 그는 행복한 노후를 보내고 있습니다. 한 주에 이틀 동안 강의했던 그가 이제는 사흘간 용산과 마포복지관에서 9시간씩 강의하고 있습니다. 하루에 4시간씩 열강해도 큰 무리가 없습니다. 그리고 지금까지 코로나에 한 번도 걸리지 않았다는 소식을 전해왔습니다. 80~90대에 정정한 분들의 이야기는 언제 들어도 놀랍습니다.

1931년생 김명만 씨는 2009년 전립선암 수술 후 방사선 치료에서 직장 천공이 생겼습니다. 천공으로 혈액이 누수되어 생활할 수가 없을 정도로 체력이 떨어졌다고 합니다. 조금 움직이거나 용변을 볼 때 하혈했으며, 식사도 제대로 할 수 없었습니다. 담당 의사 선생님은 방사선 피폭으로 죽은 세포는 회복이 불가능하다고 말해 이루 말할 수 없는 절망감을 느꼈다고 합니다. 날마다 그 고통을 겪으며 살 생각을 하니 '이제 나의 삶이 여기까지구나.' 하는 생각에 자포자기에 빠져 하루하루를 보냈습니다.

'나를 살릴 수 있는 것은 줄기세포밖에 없다.'는 믿음으로 줄기세포를 체험하게 되었습니다. 2~3주 간격으로 6회를 맞고 나니 몸이 이전과는 다르게 호전되었으며, 매일 반복되는 하혈과 무기력함에서 벗어날 수 있었습니다. 놀랍게도 재생 불가 판정을 받았던 직장 천공이 내시경 검사를 통해 아물었음을 확인했습니다. 하루를 살아도 건강하게 살기 위해 줄기세포 치료를 선택한 어르신들의 사례는 많습니다.

90세인 강인 씨는 70대 후반부터 줄기세포를 맞기 시작해서 지금까지 총 185억 셀을 체험했습니다. 매달 줄기세포를 맞기 위해 전북 익산에서 새벽에 리무진 버스를 타고 올라와 6시 30분이면 인천공항에 도착합니다. 2박 3일간 후쿠오카를 다녀오는 일정에도 피곤하지 않다고 하십니다. 한때 허리와 어깨 통증 때문에 무척 고생하셨지만, 꾸준히 맞고 조금씩 차도가 있더니 지금은 통증이 깨끗하게 사라졌다고 합니다. 여러분도 이렇게 정상적인 삶으로 복귀할 수 있고, 다시 인생의 챔피언이 될 수 있습니다. 저는 환자들의 웃음을 되찾아줄 때 진심으로 보람을 느낍니다.

병의 결과만 보지 말고 원인을 찾으세요

반면에 1942년생으로 만 80세가 넘은 미국 공화당의 미치 매코널Mitch McConnell 상원 원내대표는 2023년 9월 기자회견 중에 갑자기 말을 멈추고 허공을 응시했습니다. 기자가 다음 선거에 출마할지에 대해 질문했는데, 그는 질문을 알아듣지 못한 듯 두 차례 되물었습니다. 기자가 좀 더 큰 목소리로 천천히 말했지만 매코널 대표는 더는 말을 잇지 못했고 10초가량 계속해서 한곳을 바라봤습니다. 매코널은 8개월 전에도 비슷한 모습을 보였습니다. 사실 6개월 전에 뇌진탕으로 입원한 이후 성공적인 복귀에 어려움을 겪고 있는데요. 그는 줄기세포 시술이 급한 듯이 보입니다. 아마 그는 현재 자신의 건강 상태에 대해 매우 불안할 것입니다.

예고 없이 찾아와 우리를 괴롭히는 다양한 질환은 공포입니다. 또 그때마다 쏟아지는 새로운 치료법에 대한 오해와 진실 사이에서 100세 시대를 젊고 건강하게 살 수 있는 새로운 대안으로 줄기세포가 있습니다. 세포를 이해할수록 그 확신이 강해집니다.

자, 그러면 노화란 무엇일까요? 노화는 우리 신체의 기능이 서서히 떨어지는 것을 의미합니다. 그래서 환경이나 스트레스에 대응하기 어려워지고, 질병과 죽음의 위험이 높아집니다. 물론 생식 기능도 떨어지지요. 나이가 들어도 행복하려면 우리의 신체가 제 기능을 할 수 있어야 합니다.

인간은 왜 늙는 것일까요? 죽는 날까지 건강하게 살 수는 없을까요? 불로초가 진짜 있을까요? 관심이 많다 보니 저마다 아는 것도 많고 들은 것도 많아서 이 질문을 가지고 대화를 나누면 시간 가는 줄 모를 정도입니다. "왜 늙을까?"라는 물음에 대해 러시아 의학자 조레스 메드베데프Zhores Medvedev 박사는 1990년대에 300가지 이상의 그럴듯한 가설들을 제기했습니다. 다행히 여러 가지 노화 연구 성과로 인해 신체가 늙는 이유에 대한 이론이 좀 더 단순해지고는 있습니다.

첫째로 세포돌연변이 이론이 있습니다. 나이가 들수록 세포돌연변이와 DNA 손상이 생기는 것이 확인되었습니다. 세포의 수명과 손상된 DNA 수리는 관련이 있습니다. 그러니까 고장 난 DNA를 수리할 수 있는 능력이 노화에 영향을 미친다는 것입니다. 어떤 스트레스가 DNA 손상을 유도하려고 할 때 파프-1PARP-1이라는 효소가 즉각적인 세포대응 반응을 하는 데 중요한 역할을 합니다. 높은 파프-1 활성이 수명 증가와 연관성이 있다는 것입니다.

둘째로 텔로미어Telomere 소실 이론이 있습니다. 텔로미어는 그리스어 telo(끝)와 meros(부위)의 합성어로 염색체 양끝의 일부분을 말합니다. 염색체(코로모솜)의 말단에 있는 단백질 복합체로서 염색체의 완전성을 유지하는 역할을 합니다. 그러니까 염색체의 말단을 보호하며 안정화에 기여하는데, 세포분열에 의한 DNA 복제를 할 때마다 단축되어 50~60회의 분열로 소실됩니다. 텔로미어가 없어지면 정상 염색체의 행동이 방해되고 세포주기 진행이 정지됩니다. 나이가 들어가면서 몸의 조직 내에서 세포분열 능력이 감소합니다. 이것은 텔로머레이스라고 하는 효소가 없어서 생기는데, 이 효소는 오로지 생식세포(고환과 난소)와 성체줄기세포에서 발현됩니다. 그런데 자외선, 흡연, 과음, 자동차 배기가스, 인스턴트 식품 섭취 등 산화스트레스oxidative stress 에 세포가 노출되면 텔로미어 소실 속도가 빨라집니다.

셋째로 미토콘드리아 이론이 있습니다. 세포에 스트레스가 오면 미토콘드리아DNAmtDNA 변이가 계속 축적되어 노화한다는 이론입니다. 미토콘드리아DNA 변이가 많이 진행된 세포는 에너지 ATP 생산을 잘 못하게 되고 그 결과 몸의 조직에서의 생체 에너지 생성이 감소하여 노화하는 것입니다.

또 다른 이론으로는 변성단백질 이론과 노폐물축적 이론이 있습니다. 우리 몸에서 단백질의 순환효율은 손상되거나 쓸모없어진 단백질을 제거함으로써 세포 기능을 유지하는 데 반드시 필요합니다. 그런데 나이가 들면 단백질 순환효율의 저하로 손상된 단백질이 오랫동안 세포에 축적될 수 있으며, 변성된 단백질이 축적됨으로써 백내장, 알츠하이머병, 파킨슨병과 같은 노화와 관련된 질병 발생에 관여합니다. 그러니까 세포의 '쓰레기 청소'가 잘 안 되면 문제가 생기는 것이지요. 이것은 단백질을 분해하는 단백질 복합체인 프로테아좀Proteasome이 감소하여 쓰레기 청소 기능이 너무 힘겨워져서 생깁니다.

마지막으로 네트워크 노화 이론이 있습니다. 어떤 한 가지 원인이나 이론으로는 노화로 인한 쇠약, 질병을 충분히 설명하기 어렵습니다. 그러니까 앞서 설명한 여러 가지 원인이 함께 세포에 영향을 미치고 서로 다른 과정 사이의 상호작용과 협동작용으로 노화한다는 것입니다. 예를 들어 오랜 기간에 걸쳐 미토콘드리아DNA 변이가 축적되면 산화대사의 자연적 부산물인 활성산소(ROS)가 생성되고 결국 에너지 생산이 감소합니다. 미토콘드리아DNA 변이의 발생이 노화 과정을 시작하더라도 결국에 세포를 죽이는 것은 항상성이 깨지는 데까지 이르도록 역치에 도달할 때입니다.

70세가 노화의 진정한 갈림길

그런데 최근 국제 학술지 〈네이처Nature〉를 통해 70세 이후에 급격히 나이 드는 원인이 밝혀졌습니다. 세계에서 가장 큰 유전체학 연구센터인 웰컴 트러스트 생어 연구소Wellcome Trust Sanger Institute 피터 캠벨 박사팀은 웰컴-MRC 케임브리지 줄기세포연구소 과학자들과 함께 신생아부터 70~80대 노인에 이르기까지 다양한 연령대의 혈액세포를 분석했습니다. 그랬더니 70세 무렵이면 혈액세포 구성에 치명적 변화가 일어나 줄기세포의 다양성이 급감했다고 합니다.

65세 미만 성인의 경우 골수에 2~20만 개에 달하는 다채로운 유형의 줄기세포를 보유합니다. 그러나 65세 이상부터는 상황이 달라집니다. 겨우 10~20개에 불과한 줄기세포에서 혈액세포가 절반이 생산될 뿐이었습니다. '운전자 변이(driver mutations, 암을 일으키는 돌연변이)' 같은 극히 일부의 돌연변이가 줄기세포를 더 빨리 자라게 하고, 이로 인해 질 나쁜 혈액세포가 만들어지는 상황이 빈번해지면서 문제가 발생한다는 것입니다. 줄기세포의 종류가 급격히 감소하는 70세 이상이 되면 돌연변이로 빠르게 성장한 일부 줄기세포들이 혈액세포 생산에 지배적 역할을 하고, 그로 인해 전체 혈액 구성을 좌우하게 됩니다. 따라서 사람의 평생 동안 세포돌연변이가 꾸준히 축적되어 혈액 구성에 변화가 나타나고, 70세 이후에 갑자기 몸이 허약해지는 것이지요. 줄기세포의 이러한 변화는 피부에서 뇌에 이르기까지 신체 전반에 걸쳐 일어납니다.

만성염증, 흡연, 바이러스, 환경호르몬, 스트레스 등이 암을 유발하는 돌연변이를 가진 줄기세포를 생성할 수 있다는 저의 주장과도 일맥상통합니다. 이러한 요인들이 노화와 관련된 혈액 줄기세포 다양성의 감소를 가져올 것입니다.

세포의 손상을 막아라!

줄기세포가 노화되는 기전을 몇 가지로 생각해볼 수 있습니다. 첫째로 생각해볼 수 있는 것이 줄기세포 DNA 손상입니다. DNA는 순환 이용되지 않습니다. 그러니까 DNA가 손상되면 치명적이지요. 그러면 유전자 손상이 왜 올까요? 우선은 활성산소가 손상을 주며 이와 함께 자외선, 알킬화제(세포독성 항암제), 텔로미어 축소, DNA 복제 에러 등이 함께 손상시킬 수 있습니다. 요즈음 주목받고 있는 것이 줄기세포 노화와 종양억제 경로입니다.

체세포는 손상받은 세포를 영원히 죽이거나 정지시키는 R6와 P53 종양억제 경로를 활성화시켜 세포 내부 및 외부 요인에 의해 생기는 잠재적 병변을 방지합니다. 줄기세포가 손상되면 우리 몸은 둘 중 하나를 선택합니다. 손상된 세포가 작동을 못하는 상태 또는 아폽토시스(Apoptosis, 세포자살)의 길로 가거나 아니면 암으로 향합니다.

아폽토시스라는 말은 그리스어로 낙엽 등이 떨어짐을 의미하는 말에서 유래한 것으로, 세포의 예정된 죽음, 자살을 뜻합니다. 사람의 생명이 자연 수명을 다하고 죽는 것은 순리라고 합니다. 간혹 자연 수명을 다하지 못하고 죽음을 맞이하면 안타깝습니다. 마찬가지로 세포도 정상 수명을 다하고 아폽토시스가 되어야 하는데 어떤 문제가 생겨 너무 일찍 죽게 되는 경우가 있습니다. 그러면 우리 몸에 이상이 생깁니다.

그런데 종양억제 경로가 제대로 작동하면 암으로 가지 않고 노화 과정이 되는 것이지요. 이것은 우리에게 많은 것을 생각하게 합니다. 우리 몸의 줄기세포를 손상되지 않게 하려면 어떻게 해야 될까요? 또한 손상된 줄기세포로 인해 노화된 몸은 어떻게 해야 할까요?

몇 가지 연구결과를 살펴보면 방법을 찾을 듯합니다. 칼로리 제한입니다. 영양결핍이 아닌 의미의 칼로리 제한 식이요법을 하면 나이가 들면서 증가하는 P16-INK4A와 같은 세포노화 마커의 발현을 지연시키거나 심지어 없애기도 합니다. 또한 줄기세포 기능을 증진시키므로 노화를 늦출 수 있습니다. 칼로리 제한 식이요법은 노령 쥐에서 조혈모세포 기능을 유의적으로 개선시켜 백혈병 발생을 억제하는 것이 확인되었습니다.

동물실험 결과 칼로리 제한 식이요법을 한 경우 수명이 50% 이상 늘었습니다. 사람도 결국은 먹고 마시는 것이 중요하고 몸속 세포가 접촉하는 환경이 중요합니다. 현재까지의 연구결과 저는 줄기세포를 주사하거나 줄기세포 배양액을 주사함으로써 우리 몸속의 노화된 줄기세포를 젊게 되돌릴 수 있다고 생각하고 있으며, 이 가설을 검증하는 연구를 진행하고 있습니다.

분명한 사실은 줄기세포의 보충은 노화된 몸을 되돌리는 데 필수적이라는 것입니다. 의학적인 검증도 확실하게 할 수 있습니다. 한 지역을 선정해서 65세 이상 노인들을 두 그룹으로 나누어 투여 그룹은 70세 이하가 연 6회, 80세 이하가 연 7회, 90세 이하가 연 8회 지방줄기세포를 회당 3억 셀 용량으로 정맥 내로 투여하면서 5년 동안 관찰해보면 알 수 있습니다. 치매가 있거나 퇴행성 전신성 세포 손상 질환이 있는 사람은 2주 간격으로 10회, 회당 2억 셀을 정맥 내로 별도로 투여합니다. 줄기세포 투여 전날, 당일, 다음 날 3일 동안 아스피린을 500mg 복용하면 줄기세포의 혈액 내 순환을 도와주므로 좋습니다. 그리고 줄기세포의 체내 작용을 도와주는 환경을 조성하면 재생작용이 활발해져서 체내 항상성을 이룰 수 있다고 생각합니다. 줄기세포의 기능도 젊게 회복될 수 있습니다.

하버드대학에 들어가는 것이 목표라고 한다면, 미국·유럽·한국·아프리카에 떨어져 있는 쌍둥이들에게 각각 다른 수준의 질 높은 교육이 필요합니다. 지방, 태반, 제대혈 골수에 있는 중간엽줄기세포를 임상적으로 적용하려면 배양해야 합니다. 배양하는 방법에 따라 사람에게 안전하면서도 효과적으로 적용할 수 있는지가 결정됩니다. 결국 배양기술이 핵심이라고 할 수 있습니다. 앞으로 줄기세포 시대가 도래하면 안전하면서도 활성이 높은 줄기세포를 저렴하게 대량 배양하는 기술이 요구될 것입니다. 또한 이 줄기세포를 각종 질환에 어떻게 적용하는 것이 좋은지 밝히고 기존의 의료기술과 접목하는 노하우를 가지면 인류의 미래를 바꿀 명의가 될 것입니다.

그런데 최근에 아부다비로부터 날아온 소식은 매우 놀랍습니다. 아랍에미리트 수도인 아부다비 국민에게는 무상으로 줄기세포 치료를 받도록 하는 정책을 확정하고 준비에 착수한 것입니다. 대한민국의 줄기세포 기술로 아부다비 국민이 젊고 건강해지는 날을 그려봅니다.

당신과 함께 오래오래
걸을 수 있습니다
_관절염 치료 체험기

연기 인생 40년 차 송기윤 씨는 세월과 함께 몸에 이상 신호가 찾아왔습니다. 큰 통증이나 불편함이 있어서라기보다 나이가 나이니만큼 가끔 운동할 때 기분 나쁘게 무릎에서 딱딱거리는 소리가 나고 다리가 시큰거려 못 견딜 정도였다고 합니다. 이것을 너무 방치했다가 나중에 큰 병 만드는 게 아닌가 싶어 병원을 찾았습니다. 스스로 건강 염려증 환자라고 애기할 만큼 평소 건강관리에 각별했지만 무릎에서 들리는 이상한 소리가 걱정되어 MRI 촬영을 했습니다.

뼈와 뼈 사이에 까맣게 연골이 보이고, 왼쪽 무릎은 관절의 축도 그런대로 정상적인 범주에 양호한 상태였습니다. 관절 간격도 안쪽과 바깥쪽이 거의 같은 상태를 유지하고 있었습니다. 반면에 오른쪽 무릎의 X-Ray 소견에서는 내반 변형이 있어 퇴행성관절염을 진단받았습니다.

현대인들, 특히 우리나라의 65세 이상 노년 인구의 80%가 퇴행성관절염을 앓고 있습니다. 그런데 현재까지 퇴행성관절염을 치료하는 방법이 통증을 줄이게 하는 정도라든가 너무 심해지면 인공관절 수술을 받는 것 정도입니다. 그런데 인공관절 수술을 하면 삶의 질이 많이 떨어집니다.

정말 이 방법 말고는 없을까요? 관절 건강을 되돌리는 치료법은 존재하지 않는 것일까요? 내 몸에 있는 성체줄기세포를 배양해서 관절에 주사하면 연골이 재생될 수 있습니다. 연골이 재생되면 젊었을 때처럼 마음껏 등산도 하고 운동도 할 수 있습니다. 원리는 간단합니다. 자신의 복부 피하에 있는 지방조직을 소량 채취하여, 지방조직에 있는 성체줄기세포를 추출, 배양한 후 손상 부위에 주사하면 됩니다. 다음은 퇴행성관절염 환자의 무릎 관절내시경 사진인데, 무릎관절에 줄기세포 1억 셀을 맞은 후 6개월이 지나서 연골

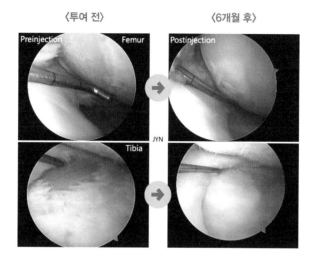

내시경 검사로 살펴본 관절 연골.
연골이 닳아서 뼈가 드러난 상태(왼쪽).
조인트스템을 투여한 지 6개월 후에 연골이 하얗게 재생되었다(오른쪽).

이 재생된 사진입니다.

　이 치료법은 2009년 3월 식약처에서 승인받아 자가지방 줄기세포 주사 치료제로써 개발되었습니다. 퇴행성관절염 환자들의 지방조직을 채취해 줄기세포만을 분리, 배양하여 1억 셀을 관절강 내로 주사한 결과 연골이 재생되고 통증이 감소함은 물론 관절 기능이 개선되었습니다.

그런데 나이 드신 분들의 줄기세포를 채취해서 그것을 바로 몸 안에 집어넣으면 별 효과를 볼 수가 없습니다. 왜냐하면 나이가 들수록 줄기세포 수는 감소하고 동시에 재생력과 치유력이 떨어지는데, 퇴행성관절염 환자는 대부분 노년층이어서 효과에 한계가 있기 때문입니다. 앞서 언급했듯이 줄기세포 연구의 핵심은 젊고 건강한 줄기세포를 배양하는 기술입니다. 노인의 줄기세포를 채취해서 이것을 다시 배양하는 과정 중에 젊어지게 만드는 혁신적인 신기술을 적용해야 합니다. 환자의 나이와 상관없이 치료에 필요한 세포 수를 확보하고 건강한 세포로 활성도를 높이는 독자적인 대안 기술을 개발했습니다.

저희 연구팀은 대형병원과의 협력을 통해 12년 이상 임상실험을 진행했고, 그 결과 안전성과 유효성이 뛰어나다는 임상 결과를 얻을 수 있었습니다. 소량의 지방조직으로부터 수억 개의 줄기세포를 배양해내는 기술력은 〈스템 셀즈 앤드 디벨롭먼트Stem Cells and Development〉 등 세계 유수의 학술지에 보고되었고, 그 우수성을 인정받으면서 사람 임상에 적용하는 원천이 되고 있습니다.

이야기로 돌아가 송기윤 씨는 퇴행성관절염의 진행을 막아보겠다며 저를 찾아와 줄기세포 치료 끝에 완치 판정을 받았습니다. "건강이 다른 게 아니고, 안 아프면 건강한 것이더군요." 1952년생인 그는 현재 70대인데도 패션 안경을 쓰고, 약 봉투에 적힌 작은 글자까지 읽을 정도로 젊게 살고 있습니다. 이 모든 것이 줄기세포 치료 덕분이라고 말합니다. 수천억 원을 가진 재벌이라도 병상에 누워 있으면 병실 청소부가 더 부러운 법이라고 하지요. 돈보다 건강이 우선이라고 강조하며 줄기세포를 통해 질병 예방에 힘쓰고 있습니다.

물론 줄기세포는 만병통치 치료제가 아닙니다. 그리고 모든 사람이 똑같이 효과를 보는 것도 아닙니다. 하지만 중요한 사실 하나는 내 몸을 재생하는 원천인 줄기세포를 연구하고 활용하면 보다 새로운 의료혁명을 일으켜서 우리의 건강 수명을 아주 크게 늘릴 수 있다는 것입니다.

빼앗겼던 삶의 기쁨을 되찾았습니다

공연기획자이자 음악해설가인 김숙진 씨는 배우 송기윤 씨의 아내입니다. 그녀의 평온했던 일상은 어느 날부터 찾아온 온몸의 극심한 통증으로 깨져버렸습니다. 목부터 시작된 통증은 어깨부터 손가락까지, 그리고 허리, 골반, 무릎, 발목, 발가락까지 온몸의 뼈마디가 표현하기 힘들 정도로 아파서 고통의 날들이 이어졌습니다.

처음엔 교통사고 후유증으로 생각하고 남편과 좋다는 병원과 한의원을 열심히 찾아다니며 검사받고 치료에 최선을 다했습니다. 하지만 MRI 검사에서도 관절 자체에는 큰 문제가 없다는데 도대체 끔찍한 통증은 어디에서 오는지 원인을 알 수가 없었습니다. 무릎을 짚고 힘겹게 일어날 때면 외마디 비명 소리가 절로 났습니다. 이웃에 사는 아흔이 넘은 어르신보다 몸의 거동이 불편하고 삶의 질이 떨어졌습니다. 집안일은 물론 옷을 입을 때도 남편의 도움이 절실했습니다.

하루하루 마음은 자꾸만 약해져 꽃잎처럼 한 잎 두 잎 떨어져 나가는 기분이었습니다. 무거워진 몸 때문에 침대에서 일어나는 일도 쉽지 않아 왼손으로 오른손과 오른다리가 움직이도록 거들어야 겨우 침대 밖으로 탈출할 수 있었습니다. 시간이 갈수록 불안한 마음은 점점 턱까지 차올랐습니다. 통증에 잠을 이루기 어려웠고 수면제를 복용하며 잠을 청하는 것이 그나마 아픔을 잊을 수 있다는 말을 남편에게 도무지 할 수가 없었습니다. 남편이 다가와 손을 잡아주고 아픈 곳을 주물러줄 때면 고맙고 미안한 마음에 눈물이 왈칵 쏟아지는 것을 참곤 했습니다.

그러던 어느 날 남편을 따라 줄기세포 체험기를 발표하는 자리에 참석했습니다. 많은 분의 체험사례를 하나하나 들으며 그저 놀라울 뿐이었습니다. 그러한 놀라움은 간절한 마음으로 이어졌고 말로만 듣던 줄기세포 시술을 드디어 받게 되었습니다.

후쿠오카의 병원에서 몸이 건강해질 수 있다는 희망으로 정맥주사를 처음 맞았습니다. 밤에도 그렇게 오지 않던 잠이 주사를 맞는 동안 쏟아져 단잠을 잤습니다. 그런데 병원을 나서서 호텔로 가는 길에 갑자기 뜨거운 장작불이 바로 등 뒤에 있는 것처럼 목 뒤쪽에서부터 열감이 훅하고 올라왔습니다. 감기나 갱년기 장애로 인한 발열과는 다른 열감이었습니다. 목 뒤에서 시작된 열감은 어깨, 가슴, 팔꿈치, 무릎, 발목, 손가락으로 마치 넓게 뜸을 뜨는 것처럼 한곳에 머무르지 않고 온몸을 돌아다녔습니다. 나중에 생각해보니 신기하게도 평소 아팠던 신체 부위들이었습니다.

열감은 집에 돌아와서도 지속되었습니다. 분명 감기나 몸살은 아닌데 열이 나고 몸이 쑤시고 아팠습니다. 5일 정도 지나자 열감도 사라지고 몸이 전보다 한결 가볍고 통증도 줄었습니다. 한 달 후에는 오사카에 있는 병원에서 다시 정맥주사를 맞았습니다. 주사를 맞는 도중 위쪽에 뜨거운 열감이 느껴지며 전체적으로 미열이 있었습니다. 이 정도 미열은 걱정할 정도가 아니라는 간호사의 말에 안심하고 공항으로 향했습니다. 그런데 차 안에서 오른쪽 눈이 심하게 간지럽기 시작하더니 눈을 뜨기 불편할 정도로 부풀어 오르며 알러지 반응이 있었습니다. 다행히 직원이 건네준 약을 복용하고 가라앉았습니다.

하지만 문제는 귀가 후에 뼛속까지 느껴진 한기였습니다.

9월 초에 두꺼운 겨울 잠옷을 몇 겹으로 껴입고 황토 침대의 온도를 올리고 두꺼운 이불을 머리까지 뒤집어쓰며 한기를 견디다 지쳐 잠들었습니다. 다음 날 눈을 뜨니 한기는 사라졌지만, 몸살이 난 듯 몸이 무거웠습니다. 이틀 후에야 명현현상이라는 것을 알게 되었습니다. 전보다 통증이 많이 사라졌고 몸이 가벼워졌으니까요.

요즘은 집안일도 하고 남편과 가벼운 산책과 운동도 시작했습니다. 이제는 줄기세포에 대해 누구보다 확실한 믿음이 생겼다고 합니다. 몸이 아파 포기했던 일들을 다시 시작하고 싶은 욕심도 생겼습니다. 다시는 무대에 서서 청중에게 아름다운 음악을 전할 수 없다고 생각했는데 뜻밖에 줄기세포로 되찾은 건강한 삶의 매 순간이 감사하다고 합니다. 육체의 나약함으로 힘들어하는 수많은 사람에게 줄기세포의 기적이 전해져 모두가 건강을 찾았으면 좋겠다는 말을 전해왔습니다.

수술이 아닌 주사치료의 시대가 열린다

무릎이 너무 아팠던 김연경 씨는 이 병원 저 병원을 다녀도 소용이 없었습니다. 60대에 들어서자 무릎 관절염과 오십견을 진단받았거든요. 동생이 줄기세포를 권유했는데, 그렇게 치료될 것 같으면 정형외과가 왜 안 없어지느냐고 한 소리 했다고 합니다. 그러다 2~3년이 지나고 30분을 채 못 걸어 다닐 정도로 무릎이 안 좋아지자 무엇이든 해봐야겠다고 마음먹었습니다. 2018년에 오사카에 가서 왼쪽 무릎과 정맥에 주사를 맞았습니다. 기적적으로 좋아지는 결과를 기대했지만, 무릎에는 크게 차도가 없었고 휠체어 신세도 여전했습니다.

그렇게 처음 3개월 동안 잘 못 걸었지만, 6개월 이후부터 1만 보 이상 걷고 계단도 잘 내려가게 되었습니다. 걷기를 너무 좋아하는 사람이어서 원 없이 걸었다고 합니다. 무릎의 변화를 경험하고, 그다음에는 오른쪽 어깨와 정맥에 줄기세포를 맞았습니다. 어깨가 너무 아팠지만, 결국 양팔이 다 올라가게 되었습니다. 아픈 곳이 낫자 삶에 의욕이 생기고, 무릎 관리도 더 열심히 하게 되었습니다. 하루에 최소한 7,000보 이상 걸으며 운동하자 무릎이 더욱 좋아진 것이지요.

통풍성 관절염이 치료된 사례도 있습니다. 1951년생 민병훈 씨는 40세에 왼쪽 무릎에 통증이 발생했습니다. 막 부어오르기에 정형외과를 찾아가니, 주사기로 노란 물을 쭉 빼냈다고 합니다. 그렇게 통증은 사라지고 2년 정도 지나 이번에는 오른쪽 무릎이 아팠습니다. 2년 간격으로 아프다가 1년으로, 1년에서 6개월, 6개월에서 3개월, 3개월에서 한 달 간격으로 무릎과 발목이 번갈아가며 아팠다고 합니다. 너무 아파서 응급실에 가서 입원할 정도였습니다. 의사로부터 통풍성 관절염을 진단받고 약을 먹었더니 곧 통증이 사라졌습니다.

그런데 이 통풍성 관절염이 잘 낫지 않는 병입니다. 고기를 먹으면 안 되고 술도 먹으면 안 되고 멸치를 먹어도 안 되고 달걀을 먹어도 안 된다고 합니다. 그저 흰살생선과 채소만 먹으라고 하는데 그게 쉽진 않았겠지요. 그래도 통증 없이 지내서 다행이다 싶었더니 문제는 은퇴하고 나서 2013년도에 발생했습니다. 골프를 치다가 카트에서 내리는데 오른쪽 무릎이 시큰했습니다. 절뚝절뚝 걷다가 그렇게라도 조금 걷다 보면 안 아팠습니다. 병원에서는 통풍성 관절염 증상은 아닌데 정기적으로 물리치료를 받으라고 권했고 발생 빈도는 차차 잦아졌습니다.

그러나 근본적인 해결책은 아니라는 생각이 들었습니다. 관절전문병원을 비롯해 여러 병원을 전전했더니 여러 곳에서 관절경 수술을 권했습니다. 그는 당뇨병, 고혈압, 콩팥에 저마다 질환이 있어서 각각의 주치의와 연락해서 관절경 수술을 허락받기까지 2~3개월 걸렸습니다. 그렇게 수술 날짜를 받아놓고 기다리던 중에 오랜만에 만난 직장 선배를 통해 줄기세포를 알게 되었습니다. 50m도 못 걸었던 사람이 아픈 무릎에 줄기세포를 맞고 지금은 200m도 거뜬히 걷는다고요.

'나도 좀 그렇게 됐으면…' 하는 생각에 줄기세포를 체험하게 되었습니다. 시술하고 나서 들은 주의사항이 3개월 동안은 걷지 말라는 것이었습니다. 3개월 동안 중요한 회의가 있을 때만 사무실에 나가고 나머지는 재택근무를 하면서 연골이 생성되게 했습니다. 누워서 양발을 굴리는 자전거 타기 운동을 열심히 했다고 합니다. 그러자 3개월 뒤에 골프도 칠 수 있고, 6개월 지나서부터는 아주 자연스러워졌습니다. 뒷산을 한 바퀴 돌아오는 코스를 걷는 데 3시간 정도 걸리는데, 얼마나 발이 편하고 가뿐한지 다시 젊어진 기분이 들었다고 합니다. "그때 관절 수술을 했더라면 행복 지수는 제로로 떨어졌을 거예요."라고 말하는 민병훈 씨는 무척 행복해 보였습니다.

저는 무릎 퇴행성관절염을 치료하는 의약품인 조인트스템을 세계 최초로 개발에 성공해서 식약처에 품목허가신청을 했고, 조만간 승인받을 것을 기대하고 있습니다. 이제 의료기술을 넘어 의약품으로 허가받아 한국에서 시판하게 되면 퇴행성관절염으로 고생하고 있는 노인들이 완치되어 즐겁게 산책하고 가족과 함께 여행하는 날이 올 것입니다.

내 몸이 나를 공격하는
난치병에서 해방됩니다
_자가면역질환 치료 체험기

서유진 씨의 첫 기억은 아토피 때문에 부모님께서 매일 밤 녹차를 우려낸 물로 수 개월간 목욕을 돕는 것으로 시작합니다. 초등학생 때는 같은 반 아이들에게 피부를 보여주는 게 싫어서 등교하면 피부에 밴드를 붙여 가리기 바빴습니다. 더운 여름날에는 학교에 예쁜 치마와 원피스를 입고 오던 친구들이 마냥 부러웠습니다. 그녀의 피부는 긁어서 진물로 얼룩져 있었고, 옷장에는 긴 팔 티셔츠와 긴 바지만 가득했습니다.

무더운 날 바다나 계곡에서도 놀고 싶었습니다. 어린 마음에 물놀이 후에 먹는 음식이 얼마나 맛있는지도 알고 싶었습니다. 점차 성장해 중학생이 되던 해에 애석하게도 아토피는 더 심해졌습니다. 피부 태선화라고 피부가 건조해지고 딱딱해지면서 마치 코끼리 피부처럼 두꺼워지는 현상입니다. 중학생이 되고 어쩔 수 없이 치마 교복을 입어야 하는데 팔다리에 퍼진 아토피 때문에 부모님은 더욱 아토피 치료에 몰두했습니다. 스테로이드제 연고는 물론이고 한약, 식이요법, 달맞이꽃 오일, 온천수, 황토, 홍삼 등 안 해본 치료가 없었습니다.

아토피에는 차도가 없었고 결국 여름에 춘추복을 입고 스타킹을 두 개씩 신었습니다. 한 개만 신으면 아토피 피부가 드러났으니까요. 집에 돌아오면 스타킹에 진물이 붙어서 살갗이 떨어지기를 3년 내내 반복했습니다. 가려움을 참지 못하고 긁어대는 자신이 너무 한심했다고 합니다. 집에 틀어박혀 게임만 했고, 이렇게 된 게 꼭 부모님 탓인 것 같아 원망하기도 했습니다.

그렇게 아토피 치료를 포기해가던 그때 어머니가 줄기세포를 권했습니다. 지금까지 얼마나 많은 치료를 해왔는데 그런 치료에 쉽게 나을 것 같지 않았습니다. '그래, 그래도 속는 셈 치고 한번 해보자.' 그렇게 줄기세포 시술을 2회 하고, 그녀는 경악했습니다. 아토피가 더 심해졌기 때문입니다. 혹시 모를 상황에 대비해 기록으로 남겨두겠다며 다리 사진을 찍어두었습니다. 한두 푼도 아니고 어머니가 그녀를 위해서 이렇게까지 해주는데 남은 것까지 일단 다 맞아보자는 마음으로 한두 달에 한 번씩 줄기세포를 맞으러 다녔습니다. 놀랍게도 서서히 낫기 시작했습니다. 팔이 접히는 부분부터 시작해 다리가 접히는 부분까지 두꺼웠던 피부에는 약간의 색소침착만이 남았습니다.

고등학생 때 비로소 처음으로 하복을, 그것도 유행에 따라 치마도 줄여서 입어봤다고 합니다. 대학교 진학 때문에 치료를 잠시 중단해야 했는데, 이때는 엉덩이 아래쪽에 아토피가 약간 남았을 뿐입니다. 그마저도 다 없어지리라 기대하며 다시 치료에 임했습니다. 현재는 해외 이곳저곳을 돌아다니며 예쁜 옷을 입고 레저스포츠를 즐기며 추억을 쌓아나가고 있습니다. 아토피가 깨끗하게 나았거든요. 아직 흉터를 갖고 있지만 그 정도쯤이야 신경 쓰이지 않는다고 합니다. 어릴 적 상처뿐인 그녀를 치료하기 위해 물심양면으로 도왔던 부모님과 몸속 줄기세포에 평생 감사한다고 전했습니다.

건선은 면역체계의 이상반응입니다

최영균 신부는 가톨릭대학교에서 학생을 가르치고 있습니다. 20대 때 강직성 척추염이라는 자가면역질환을 앓게 되었는데, 그 당시 병세가 안 좋아 사제직은 물론이고 인생을 정상적으로 살아가는 것이 어려운 상황이었습니다. 병의 후유증도 있고 타고나길 몸이 건강하지 않아서 크고 작은 병을 달고 살았지요. 허리 통증, 고혈압, 손 떨림이 심하고 체력적으로 약한 상태가 오래 지속되었습니다.

한번은 장례미사에서 어떤 할머니의 마지막 길을 배웅해 드렸습니다. 그런데 그 할머니의 따님이 줄기세포 시술을 받은 경험이 있었고, 늘 건강이 좋지 않았던 신부님을 눈여겨보다가 줄기세포 치료에 대해 설명했습니다. 그는 주저없이 한번 경험해보고 싶었고, 그렇게 두 차례 줄기세포를 투여했습니다.

"하느님은 인간적인 어려움의 일상에서 놀라운 만남의 신비를 경험하게 합니다." 그는 줄기세포 체험을 통해 자신의 신앙도 되돌아보고 또 건강 측면에서 한껏 새로워지는 경험을 했다고 말합니다. 첫 번째 투여를 하고 나서 10일이 지나 부모님과 식사를 하러 식당에 갔는데, 부모님께서 "손을 안 떠네."라고 이야기하셨습니다. 그도 스스로 신기하고 놀라웠다고 합니다.

두 번째 시술 후에는 탈모가 멈추고 머리카락이 나는 경험을 했습니다. 40대 중반의 나이에 머리카락이 빠지는 것은 여간 스트레스가 아니었으니 매우 기뻤겠지요. 이뿐만 아니라 십수 년 동안 고통받았던 건선이 해결되었습니다. 한 달이 지나고 겨드랑이나 목 뒤의 건선이 있던 곳을 사진으로 찍어 보니 말끔히 사라져 있었습니다.

더불어 다양한 몸의 문제가 해결되었습니다. 평소 혈압이 높아서 160~170mmHg(수은주밀리미터)까지 올라 혈압약을 먹어야 할지 고민하고 있었는데요. 줄기세포를 두 번 체험하고 4년이 지난 지금 130mmHg대에서 그대로 유지되고 있습니다. 그러고 나서 두세 번을 더 체험했는데 허리 통증, 몸 떨림이 많이 완화되는 효과를 경험했습니다. 그는 몸이 새로워지고 좋아지니까 더욱 긍정적이고 열정적으로 살게 되었다고 합니다. 또 희망을 갖고 살아갈 수 있는 계기였다고 말합니다. "건강한 몸에 건강한 정신이 깃든다."는 격언을 실감했습니다.

약에 의존하면 영원히 고칠 수 없습니다

1955년생 김소영 씨는 나이가 들면서 언제부터인가 무릎이 불편했습니다. 관절에 초록 홍합이 좋다고 하기에 뉴질랜드산을 구해 먹어보았으나 오른쪽 다리를 질질 끌고 다녀야 했습니다. 악마의 발톱이라는 약초가 관절염에 좋다고 하여 10병을 사서 먹어보기도 하고, TV에 나오는 가시오가피, 보스웰리아, 콘드로이친도 다 먹어봤습니다. 물리치료, 연골주사, 한의원 침, 호랑이 크림, 뿌리는 파스 등등 다 소용이 없었습니다. 인공관절 수술을 하지 않겠다는 생각으로 그녀는 안 해본 것 없이 다했습니다.

수술하지 않는 방법을 백방으로 알아보던 중 줄기세포를 알게 되었습니다. 줄기세포를 관절강에 1억 셀, 정맥에 1.5억 셀 투여했습니다. 경제적으로는 부담되었지만 인공관절 수술을 하는 고생스러움과 고통이 없다는 이점에 큰마음을 먹고 결정했습니다. 줄기세포를 맞은 후 전반적으로 다리가 가벼워지고 다리를 뒤로 접을 수도 있었습니다. 그러나 4개월이 지나자 무거운 것을 들거나 많이 걸으면 여전히 다리가 불편했습니다. 줄기세포도 소용이 없는 것인가 답답하던 차에 저와 상담하게 되었습니다.

줄기세포를 맞은 지 4개월이 지나도 통증이 여전한 이유를 물었습니다. 무릎 통증의 원인이 무엇인지 병원에 가서 확인해보라고 했지요. 무릎 CT를 찍은 결과 연골 부위가 말끔해지고 관절 간격이 약간 벌어져 있었습니다. 줄기세포를 맞고 변화한 것입니다. 정형외과 의사가 연골 모서리에 조금 튀어나온 것이 통증을 유발한다고 했습니다. 넓적다리 근력운동과 반신욕을 꾸준히 하고, 관절염약(오스테민)을 2개월간 먹으라는 의사 선생님의 말에 그녀는 속이 시원해졌다고 합니다. '줄기세포는 거짓말을 안 하는구나!' 하고 마음으로 소리쳤습니다.

침대에 누워서, 의자에 앉아서 자나 깨나 근력운동을 열심히 하니 많이 좋아졌습니다. 요즘은 걸을 때 양발에 힘이 들어가는 것이 느껴져 기분이 좋다고 합니다. 이리저리 시간만 끌다가 무릎은 더 안 좋아지고 수십 가지 약을 먹어도 일상생활에 제약을 받으며 불편하게 사느니, 제대로 고쳐서 정상적으로 사는 삶에 매우 만족한다고 합니다.

그녀는 줄기세포 체험을 통해 특별한 경험도 했습니다. 유방이 찌릿찌릿하여 문제가 있나 걱정되어 초음파를 했습니다. 외과 의사 선생님은 2mm 물혹이 두 개 있는데 특별한 이상은 없으며, 여성이 나이가 들어도 지방세포(줄기세포)에서 여성호르몬이 분비될 수 있어서 그런 증상이 나타난 것 같다고 했습니다. 그녀는 깜짝 놀랐다고 합니다. 그 의사 선생님은 그녀가 줄기세포 정맥주사를 맞았다는 것을 전혀 모르기 때문입니다. 줄기세포 정맥주사가 전신에 작용한다는 것을 확실하게 알게 되는 순간이었다고 합니다. 여성호르몬이 급격하게 감소해서 나타나는 갱년기 증상으로 힘든 여성들이 여성호르몬을 복용하지 않고도 갱년기의 불편함을 해소하고 여성호르몬의 부작용인 유방암의 위험에서도 벗어날 수 있겠다는 생각이 들었습니다.

그녀는 이제 무리하지 않는 한도 내에서 하고 싶은 일을 하면서 몸을 아끼며 살아야겠다고 합니다. 70세에 들어섰지만, 언제 나이를 먹었는지 마음은 아직 40~50대 같다고 합니다. 줄기세포를 맞으며 마음도 몸도 40~50대로 살아보겠다고 다짐합니다.

저는 자가성체줄기세포를 연구하고 실용화를 선도하면서 다양한 난치병에 대한 줄기세포의 효과를 확인할 수 있었습니다. 특별히 자가면역질환에 대한 줄기세포 치료 효과는 놀라웠습니다. 현재까지 보고된 수많은 난치병 중에서 자가면역질환으로 분류되는 질환이 종류가 가장 많습니다. 그만큼 아직까지 근본적인 치료제가 없다는 것이지요.

아이러니하게 환자의 몸속에 자가면역질환을 치료할 수 있는 줄기세포가 존재한다는 것을 알게 되었습니다. 즉, 줄기세포를 젊고 건강하게 배양해서 정맥 내로 주사하면 줄기세포가 염증을 억제하는 성장인자를 많이 뿜어내서 염증을 치료하고 면역과민반응을 일으키는 T세포를 억제하여 면역반응을 정상적으로 되돌려줍니다. 뿐만 아니라 손상된 조직에 도달하여 새로운 세포를 재생함으로써 조직의 기능을 정상화하도록 도와줍니다. 이러한 작용 기전을 통해 비정상적으로 면역반응이 과다하게 생긴 몸 상태를 정상적인 면역상태로 되돌림으로써 우리 몸은 건강을 되찾을 수 있습니다. 따라서 저는 줄기세포를 젊게 배양하여 정맥 내로 보충해주면 역치를 넘어서는 순간부터 통증 감소는 물론이고 치료효과가 확연히 나타나는 것을 알게 되었습니다.

텍사스주 척추외과 의사인 스탠리 존스 씨는 기적보다 의학적 사실을 더 선호합니다. 그는 2년 전에 갑작스러운 류머티즘관절염이 시작되었으며 무릎, 고관절, 손목 관절에 통증이 있었습니다. 무릎이 너무 아팠고 간신히 침대에서 나올 수 있는 정도였습니다. 그는 증상이 시작된 지 일주일 후부터 걸을 수 없게 되었고 대부분의 수술을 취소해야만 했습니다. 존스의 복부에서 지방조직을 채취해 한국으로 보내졌고, 저는 그의 줄기세포를 분리 배양해 그에게 다시 투여했습니다. 놀랍도록 호전되었고 그 소식은 CNN에 소개되었습니다.

"제 몸 상태는 최상입니다. 저는 달릴 수 있고 운동도 할 수 있습니다. 다시 춤출 수 있고 다리를 절지 않고 걸을 수 있습니다. 저는 곧 줄기세포를 처방하는 날이 올 거라고 예측합니다. 줄기세포 치료는 해로울 수도 있는 약물치료의 대안입니다."

정신의 감옥에서
풀려나다
_기억력·인지능 감소의 역전 체험기

"네 엄마가 철도 아닌데 호박을 따오라고 그런다."

82세인 유승곤 씨의 어머니가 호박 철이 아닌데 호박을 따오라 하고, 밤인데 낮인 줄 안다며 아버지가 장난으로 놀리셨습니다. 처음에는 어머니가 낮잠 주무시고 헷갈려서 그러신가 보다 하고 넘어갔는데 어느 날 막내며느리를 못 알아보고 조카 손주 며느리냐며 엉덩이를 두드렸다고 합니다. 그러던 어느 날 새벽녘에 돌봄교실에 간다고 옷을 갈아입다 넘어지셨습니다. 고관절이 골절된 채로 아버지가 발견할 때까지 쓰러져 있었다고 합니다. 구급차로 이동하는 동안 섬망 증세로 가족을 못 알아보고, 이상한 말을 하는 등 상태가 심각했습니다. 어머니는 지금도 그때를 기억하지 못한다고 합니다. 검사 결과 알츠하이머병을 진단받았고, 요양병원에서의 입원 생활이 시작되었습니다.

대소변 장애가 왔고, 어린아이와 같은 모습으로 변해갔습니다. 고관절 수술을 하고 도수치료를 열심히 했지만, 보행은 점점 힘들어졌습니다. 온화하고 점잖던 어머니는 밤낮없이 지인에게 전화해서 핸드폰에서 가족 이외의 전화번호를 다 삭제해야 했습니다. 가족들에게도 밤낮을 가리지 않고 전화했고 대소변 장애는 점점 더 심해졌으며, 보행은 몇 발짝 떼는 것도 힘겨워졌습니다.

한번은 의사 선생님에게 버럭 화내며 "의사가 이것도 못 고치냐!"고 언성을 높이거나 죽여달라고 떼쓰기도 하고 요양원 어르신이랑 험한 욕설을 하며 싸우는 등 성격도 변해갔습니다. 방금 한 말을 기억 못 해서 거짓말쟁이가 되어갔고 "언제 해줬냐! 언제 내가 그랬냐!"고 우기고 화내는 통에 가족들 또한 지쳐가고 있었습니다. 치매 약 부작용으로 입술 떨림이 심했지만, 약은 더 고용량으로 바꿔 써야 하는 상황이었습니다.

그러던 차에 아는 분의 어머니가 아들도 못 알아볼 정도였는데 줄기세포 치료를 받고, 병증이 좋아져서 여생을 집에서 보내다 생을 마감했다는 이야기를 듣게 되었습니다. 어머니가 너무 간절히 집에 오고 싶어 해서 자식들이 어머니를 모시고 줄기세포 시술을 하게 되었습니다.

2023년 2월 시술 후 얼마 지나지 않아 치매 검사를 하는 날 검사 점수가 10점이나 올랐다고 합니다. 의사 선생님도 놀라면서 1점만 더 받았으면 치매 환자에게 주는 혜택도 못 받을 뻔했다고 말했습니다. 혈색이 좋아지고 총명해지고 다리에 힘이 들어가는 모습을 보고는 그해 4월에 한 번 더 맞았습니다. 그때부터 어머니의 갑작스러운 한밤중 전화가 끊겼습니다. "아파서 죽고 싶다.", "털실 사 와라." 등등 한번 꽂히면 해결될 때까지 가족들에게 전화하던 일들이 없어졌습니다. '어머니가 이렇게 살다 돌아가시려는구나.' 하고 마음 아픈 일상을 살던 가족들에게도 희망이 생겼습니다.

2023년 5월 세 번째 줄기세포를 투여하고 요양원에서 퇴소했습니다. 요양원 생활을 한 지 1년 만에 치매가 나아져서 퇴소했다고 하니 주변에서는 세상에 듣지도, 보지도 못한 일이라고 했습니다. 지금은 대소변 장애가 완전히 나은 것은 아니지만 많이 좋아졌고, 지팡이 없이 소파에서 벌떡 일어나 식탁으로 걸어와서 식사도 하십니다. 돌봄교실에서 돌아오면 아버지와 지팡이를 하나 짚고 동네 산책도 합니다. 몇 개월 전 공항에서 세 발자국도 못 떼고 주저앉았던 어머니는 이제 집에서 아버지와 노년의 일상을 되찾았다며 행복해합니다.

치매(dementia)는 라틴어 dement에서 유래한 말로 '정신이 없어진 것'이라는 의미를 갖고 있습니다. 치매는 다양한 원인으로 뇌 기능이 손상되면서 기억력, 언어능력, 판단력, 사고력 등의 지적 기능이 지속적이고 전반적으로 저하되어 일상생활에 상당한 지장을 초래하는 상태를 가리킵니다. 치매 증상은 우울증, 기억력 장애, 지남력 장애, 언어장애, 일상생활 수행능력 장애, 판단력 및 문제해결능력 저하, 망상 등이 있습니다. 본인뿐만 아니라 가족이나 주변 사람까지 고통받는 병이지요.

현재 약물 등으로 치료하고 있지만 완치에는 어려움이 많습니다. 하지만 치매 연구나 치료제의 개발 과정에서 희망적인 결과들이 나오고 있기 때문에 장기적으로 치매는 극복될 거라고 봅니다. 성체줄기세포를 알츠하이머병에 걸린 사람에게 이식했을 때 이식된 줄기세포가 신경세포로 분화하여 신경세포가 파괴된 뇌에 새로운 신경세포를 공급하거나 줄기세포가 이식된 부위 주변에 원래 존재하고 있던 신경세포의 재생 및 활성을 증가시켜 파괴된 뇌신경을 재생함으로써 질병을 치료하는 방법입니다. 특히 줄기세포연구소에서 분리 배양에 성공한 양막상피줄기세포의 경우 뇌를 구성하고 있는 다양한 세포로 분화하는 것이 확인되었습니다.

따라서 임산부가 출산할 때 얻을 수 있는 양막상피줄기세포를 이용하면 알츠하이머병을 치료할 수 있는 가능성이 있습니다. 아기가 태어날 때 함께 나와 버려지는 태반 속 양막상피줄기세포를 보관하면 머지않아 치매를 치료할 수 있는 시대가 올 것입니다. 줄기세포 연구에 관심을 가진다면 치매를 정복하는 길이 머지 않았습니다.

줄기세포가 치매 치료에 효과적임을 입증한 사례가 있습니다. 일본 사이타마 의과대학 종합의료센터 모리 타카시 교수와 미국 사우스플로리다대학 공동연구팀은 선천적으로 아밀로이드 베타가 축적되기 쉬운 실험용 쥐 10마리의 정맥에, 24주 간격으로 사람의 줄기세포를 총 8회 주사하였더니 줄기세포를 주사하지 않았던 쥐들에 비해 뇌 내의 아밀로이드 베타량이 약 70%나 감소하였다는 연구결과를 발표했습니다. 아밀로이드 베타는 알츠하이머병에 결정적으로 관여하는 단백질로, 이것이 뇌에 쌓여 뇌세포를 파괴해 알츠하이머 치매를 유발한다고 알려져 있습니다.

제가 일본에서 진행한 알츠하이머병 임상연구의 체험사례도 있습니다. 1936년생인 환자는 건망증이 심해 구체적인 날짜를 깜빡하고 시간 계산을 하지 못했습니다. 약속 장소에 가지 못하는 등 일상생활에 문제가 발생했지요. 그는 1회에 2억 셀씩 8회의 시술을 진행했고, 총 16억 셀을 맞았습니다. 투여 기간 중 인지증 증상의 진행이 억제되는 경향이 있음을 인정받았습니다. 또한 투여를 중지하고 5개월 후 치매검사를 통해 줄기세포 투여로 인한 증상의 진행 억제가 유지되고 있음을 보여주었습니다. 쿠도치아키 뇌신경외과 클리닉에서 확인한 결과, 2023년 8월에도 정상적인 상태를 유지하고 있어 효과가 지속되는 것으로 나타났습니다.

엄마의 봄날은 다시 올까?

이영주 씨의 어머니 정수자 씨는 1943년생으로 2012년에 경도 인지 장애를 진단받았습니다. 영주 씨는 2008년 가을쯤 그녀의 어머니에게 줄기세포 시술을 권했습니다. 어머니가 그해에 퇴행성관절염을 진단받았거든요. 그리고 무엇보다도 그녀의 외할머니처럼 치매에 걸리지 않았으면 했고, 또 아버지처럼 뇌졸중에 안 걸리려면 줄기세포의 도움을 받아야 한다고 생각했습니다. 그러나 딸의 말에 어머니는 깜짝 놀라 펄쩍 뛰었다고 합니다.

"내가 왜 치매에 걸려? 10년 뒤에 무슨 일이 생길 줄 알고 검증도 안 된 걸 정맥에 맞으라는 것이냐?" 결국 딸의 성화에 못 이겨 무릎관절에만 시술했습니다.

그때까진 어머니가 그렇게 빨리 치매를 진단받을 줄 몰랐다고 합니다. 2012년 2월 건강검진에서 MRI 검사 후 해마가 위축되어 경도 인지 장애를 진단받고도 어머니는 가족들에게 숨기고 몰래 뇌 영양제를 드셨습니다. 어느 날 어머니가 영주 씨에게 물었습니다. "뉴스를 보니 서울대에서 줄기세포로 치매를 낫게 하는 연구를 한다는데, 내가 맞은 줄기세포가 뇌에도 좋으냐?" 그렇게 병원 처방전과 복용하는 약들을 보여주시어 비로소 어머니의 상태를 알게 되었습니다. 어머니는 스스로 정신 차리기 위해 이 악물고 애쓰고 있었던 겁니다.

딸과 함께 1박 2일간 여행 간다고 마냥 즐거워하며 중국과 일본으로 줄기세포 체험을 하는 동안 다른 사람이 봐서는 치매인 줄 전혀 모를 정도로 어머니는 상태가 좋았습니다. 정맥주사로 신청해두었는데 본사에서 주사 부위를 확인하려고 전화하면 어머니가 슬쩍 얼굴 피부로 바꿔서 몇 번 정정했습니다. 엄마도 여자라는 점과 사람이 건강해지면 외모에 관심 갖는 건 당연한 이치라는 점도 깨닫게 되었습니다.

이후 두 번의 큰 낙상사고로 한 달씩 입원하면서 급격히 체력이 저하되었지만 70대 할머니의 뼈가 마치 40대와 같다며 골절이 안 된 것이 축복이라고 의사 선생님이 말했습니다. 줄기세포가 뇌에는 천천히 작용해도 맞는 동안 감기 한 번 걸리지 않아서 감사했습니다. 알츠하이머병은 진단이 늦은 경우가 많아 자각한 뒤 3~4년이 지나면 진행이 급속하게 빨라지고, 진단 후에 평균 수명은 7년이라고 합니다.

영주 씨도 어머니가 처음 진단받았을 때는 5분 간격으로 전화하고 또 그 사실을 잊어버리고 전화해서 힘들었다고 합니다. 10년이 지난 지금 요양보호사가 집에 오셔서 식사랑 집안일을 도와주시면 식사하고 화장실에 가는 데는 문제가 없는 생활을 지내고 있습니다. 조금 전에 했던 말을 잊기는 해도 가족들 이름과 얼굴은 잊어버리지 않고 목소리만 듣고도 여섯 남매가 누구인지 모두 알고 말합니다.

알츠하이머병 발현이 어머니보다 늦었던 사돈어른이 돌아가시는 걸 보면서 어머니가 코로나19로 3년간 주사를 투여하지 못했는데도 다행히 더 나빠지지 않고 견딜 수 있음에 감사합니다. 더도 말고 덜도 말고 지금만 같기를 바란다고 합니다.

"홀로 여섯 남매를 키우며 근심걱정과 우여곡절이 많았으니, 평생 긴장을 늦추지 않고 사신 엄마가 치매라는 지우개로 걱정을 비우려는 것 같습니다. 비용적 부담으로 자주 맞을 수는 없습니다. 그러나 줄기세포의 도움으로 무릎관절이 건강해 잘 걸어 다닐 수 있고 식사도 잘하고 화장실 가는 것도 문제없으니, 1년에 3~4회라도 줄기세포를 투여해드리고 싶은 마음입니다."

코로나 이후로 오랜만에 줄기세포 체험을 다녀온 후 기분이 많이 좋아지셨다는 가족의 말을 듣고 영주 씨가 어머니에게 전화했습니다. "엄마, 뭐 하세요?", "세금이 많이 나와서 정리하고 있어." 어머니의 말씀에 웃음이 터지면서 더 많이 좋아지셨구나 생각했습니다. 아프기 전 엄마의 일상을 추억하며 얘기하는 것이며, 잊고 있었던 아들 걱정을 다시 시작한 것을 보면 줄기세포 체험이 효과가 있는 것 같습니다. 그녀의 어머니가 늘 걱정하고 좋아하는 아들과 함께 지내며 요양원에 가지 않도록 하는 것이 가족이 할 수 있는 최선이자 엄마의 봄날을 지키는 일이라고 생각하며 줄기세포에 희망을 겁니다.

죽어가던 뇌가 되살아났다고?

"무엇이 좋은가를 아는 것은 지知이고, 그것을 실천하는 것은 지혜智慧입니다. 줄기세포 체험을 행동으로 옮기느냐 마느냐는 우리의 선택입니다."

노인전문요양원을 운영하는 금승호 씨는 70대 중반입니다. 2018년 여름 한 대형마트에서 쇼핑한 후 야외 주차장에 주차해둔 차에 앉아서 핸드폰을 보고 있었습니다. 갑자기 차 뒤에서 쿵 소리가 나길래 "아이구! 누가 내 차를 박았구나!" 하고 차에서 내려보니, 뒤에 주차된 차 안에는 아무도 없고, 문이 잠겨 있었다고 합니다. 귀신이 곡할 노릇입니다. 어찌 된 일인지 생각해보니 그가 주차한 곳은 나무 그늘 아래였는데 나무도 안 보이고 낯선 느낌이 들었습니다.

그의 차가 뒤에 주차된 차를 박은 것이었습니다. 아마도 핸드폰으로 원격 시동을 걸고 후진 기어를 넣은 것 같았습니다. 그전에 차에 올라타 핸드폰을 켠 것까지는 기억나는데 그 이후가 기억나지를 않으니 미칠 노릇이었습니다. 그때 만약 차 뒤로 어린아이나 고령의 할머니가 지나가고 있었다면 상상만 해도 끔찍합니다.

그날 있었던 일이 건망증을 넘어서는 심각한 상황인 것으로 판단하고 정밀 검사를 받았습니다. 검사 결과 아밀로이드 베타가 발견되었으며, 치매의 전 단계인 경도 인지 장애 판정을 받았습니다. 처방 약을 복용하던 중 줄기세포 치료를 접하게 되었습니다. 2020년 4월부터 매달 1회씩, 총 8회를 체험하고 2020년 11월에 대학병원에서 다시 검사한 결과, 담당의가 아밀로이드 베타가 사라졌다고 했습니다. 꿈인가 싶었다고 합니다. 여생을 송두리째 흔들 치매의 위험으로부터 해방되었으니 말이지요. 담당의도 줄기세포 치료 효과에 놀라며 학회에 발표해야겠다고 기뻐했습니다.

그는 줄기세포 치료 이후 새로운 삶을 살고 있습니다. 골프동호회를 2개나 만들어 매월 정기적으로 운동하고, 여러 모임에도 적극적으로 참여하여 친구들과 우정을 나눕니다. 현재의 삶에 감사하며 보다 활동적이고, 긍정적으로 변화한 모습에 더없이 기쁜 시간을 보내고 있습니다. "아픈 후에 명의나 명약을 찾지 말고, 애당초 아프지 말아야 한다."는 명언에 공감하며, 모두가 행복한 삶을 위해 자신의 몸을 책임지는 선택을 해야 한다고 꼭 당부했습니다.

우리의 뇌는 1,000억 개의 뇌세포가 활동하고 있습니다. 세포들은 상호작용을 하면서 항상성을 유지하기 위해 수많은 대화를 주고받습니다. 어느 순간 우리의 잘못된 생각, 행동, 선택이 역치를 넘어서는 순간 항상성이 깨지고 되돌릴 수 없는 지경으로 악화합니다. 치매는 그런 상황에 찾아오는 병입니다. 치매는 생각의 자유를 빼앗습니다. 즉, 우리를 정신의 감옥에 가두는 것입니다.

우리 몸속 줄기세포를 추출, 배양하여 정기적으로 보충해 주면 치매에 걸리지 않을 가능성이 매우 높습니다. 저는 이미 서울대학교를 비롯한 여러 연구자들과 공동연구를 통하여 알츠하이머병에 대하여 줄기세포가 예방 및 좋은 치료제가 될 수 있다는 확신을 가지고 있습니다.

죽은 신경세포를 살리는 새로운 시도

_뇌신경계 치료 체험기

나윤이는 시험관으로 어렵게 태어난 여자아이입니다. 미숙아로 태어나 8개월 만에 세상 밖에 나왔습니다. 태어나자마자 폐세포 미성숙 등 모세혈관이 발달하지 못했다는 소견과 망막 손상, 뇌출혈 소견을 받고 인큐베이터에서 오랜 기간 버텨야 했습니다. 유치원을 다니는 동안 감기는 물론이고 장염, 위염, 수족구, 뇌수막염 등 유행하는 질병들은 다 겪었다고 할 정도로 체력이 약했습니다. 유치원은 한 달에 두 번 등원한 적이 있을 정도로 정상적인 생활을 하기 힘들었다고 해요. 부모로서 건강하게 낳아주지 못했다는 죄책감에도 시달렸겠지요.

더는 아프지 말고 친구들이랑 어울려 놀았으면 하는 마음으로 줄기세포 치료를 하기로 마음먹었습니다. 그렇게 아이의 혈액과 줄기세포를 채취한 뒤 첫 주사 날짜를 기다리던 중에 또다시 뇌수막염이 걸리고 말았습니다. 너무 급속도로 진행되어 백혈구 수치가 정상의 3,000배를 뛰어넘었고, 뇌부종까지 진행되어 자칫 뇌 손상이 일어날 수 있는 긴급한 상황이었습니다. 밤낮으로 열을 내리기 위해 해열제와 물수건으로 돌보았지만 열이 잡히지 않았습니다. 그렇게 보름이 되어가는 동안 구토와 뇌압으로 인한 구역감 때문에 제대로 먹지 못한 나윤이는 항생제에 의지해 치료에 전력을 다했지만, 쉽게 나아지지 않았습니다. 의사 선생님이 예상한 퇴원 날짜는 지난 지 오래고 줄기세포 주사 날짜는 다가오고 속이 타들어갔습니다.

퇴원하는 날까지도 열이 떨어지지 않아서 퇴원 보류를 고려해야 하는 상황이었습니다. 병원에서 책임을 묻지 않겠다는 각서를 쓰고 겨우 통원치료로 전환해서 퇴원했다고 합니다. 공항에 비행기를 타러 가는 동안에도 나윤이는 구토와 다리 풀림, 어지럼증을 호소해서 그냥 포기해야 하나 고민했습니다. 어렵게 주사를 맞았고 나윤이는 한숨 자고 일어났습니다. 그런데 놀라운 건 아이가 일어나자마자 배고프다며 먹을 것을 찾고, 이렇게 많이 먹어도 되나 싶을 정도로 먹었습니다. 돌아오는 비행기에 탈 때까지도 먹을 것을 놓지 않고 그동안 잠을 못 잔 사람처럼 푹 잤습니다. 귀국할 때는 눈빛도 다르고 열도 없고 어지럽지도 않다 하고 다른 아이가 되어서 돌아왔습니다. 열도 함께 떨어졌고요.

주사를 맞고 돌아온 지 하루 만에 병원 통원치료도 하지 않고 정상적인 생활이 가능해졌습니다. 나윤이는 주사를 두 번, 세 번, 네 번 계속 맞아가면서 점점 건강해지는 모습을 보였습니다. 계절마다 줄기세포 투여의 효과를 눈으로 확인했습니다. 여름철 물에 발만 담가도 걸렸던 열감기도, 겨울에 손끝의 피부가 벗겨지는 피부병도, 뇌수막염도, 수족구도, 폐렴도 감기에 가볍게 걸리는 것으로 지나갔습니다.

나윤이는 벌써 초등학교 5학년입니다. 인큐베이터에서 작은 몸에 주삿바늘을 달고 나온 아이가 또래보다 키가 크고 발육이 좋고 학교생활을 잘 해내는 아이로 성장하고 있습니다. 나윤이가 지금처럼 건강해질 수 있었던 것은 줄기세포 치료 덕분입니다. 이제는 학교에서 부반장도 하고 즐겁게 다닐 수 있게 되었습니다. 좋아하는 수영장을 다녀와도 아프지 않고 학교에 전염병이 돌아도 옮아 오지 않습니다. 나윤이가 그때 퇴원하지 않고 주사를 맞지 못했더라면 어떻게 되었을지 나윤이 어머니는 상상도 하기 싫다고 합니다.

ADHD, 자폐증 아이의 뇌를 활성화하라

결혼 7년 차에 산부인과를 다니면서 어렵게 갖게 된 아들 두희는 5세에 자폐증을 진단받았습니다. 유치원 선생님이 "두희가 아무래도 또래 친구들과 좀 달라서 의사의 상담을 받아보는 게 좋겠어요."라고 했기 때문입니다. 초등학생 내내 정신과 치료를 받으면서 비슷한 자폐증 아이들과 놀이 치료, 체육활동을 열심히 했습니다. 조금씩 나아지는 것 같았지만 또래 아이들과는 어울리지 못하고 특수 학급에서 지냈습니다. 어떤 때는 분노 조절이 안 되어 친구들과 싸우기도 했고, 선생님을 물기도 했습니다. 그럴 때면 약을 더 많이 투여했고, 두희는 기력 없이 축 처져서 눈빛에 생기를 잃은 채 잠만 잤습니다. 두희 부모님은 현대 의학으로는 해결책이 없다고 판단했습니다.

두희의 주된 병명은 상세불명의 전반적 발달장애이고, 활동 및 주의력장애(ADHD), 상세불명의 행동장애도 있습니다. 지금은 고등학교를 다니고 있어 덩치는 커다란 성인이지만, 정신적으로는 4세 정도의 유치원생 수준입니다. 두희가 할 수 있는 말은 고작 단어 정도입니다. "엄마", "아빠", "김밥", "냉면", "짜장면 먹고 싶어.", "아이스크림 사줘." 그리고 동생 이름 정도였습니다. 계속해서 손뼉을 치고, 자기세계에 빠져 혼자 중얼거리기도 하고, 간헐적으로 소리 지르거나 펄쩍펄쩍 뛰기도 했습니다. 18년간 누군가는 꼭 집에서 두희를 지켜야 했습니다. 두희를 데리고는 외식도, 여행도 불가능했습니다.

두희가 고등학교 1학년 때 지인으로부터 줄기세포를 소개받았습니다. 혈액 채취, 지방 채취 단계부터 어려움이 있어서 결국 전신마취 후에 지방을 채취했습니다. 일주일간 두희를 정밀관찰한 결과, 조금은 편안해 보였다고 합니다. 한 달에 한 번씩, 그렇게 세 번째 줄기세포를 투여한 날이었습니다. 두희가 말만으로도 통제되어 부모님이 핸드폰으로 업무를 볼 시간이 생겼다고 합니다. 줄기세포 시술 횟수가 늘어가면서 약간 부자연스러워도 가족끼리 외식할 수 있게 되었습니다.

감기를 앓아도 아프다는 의사표현을 잘 못했던 두희가 어느 날에는 "머리가 아파요. 몸살이 날 것 같아요."라고 했습니다. "아빠, 사우나 가요.", "머리가 많이 자랐어요. 깎으러 가요." 등 의사표현을 할 수 있게 되자 부부는 감사할 뿐이었습니다.

저희 연구팀은 정맥주사보다 척수강 내 시술이 뇌질환에 더 효과가 있을 거라고 판단했습니다. 정상인도 하기 어려운 새우 자세로 구부리게 하자, 두희는 4개월 전과는 다르게 자세를 잡고 시술을 마쳤습니다. 정맥주사만 맞을 때보다 정맥과 척수강 내 시술을 같이 하니 변화가 훨씬 컸습니다. 눈빛이 살아나 개구쟁이 같았고, 궁금한 것이 많아졌으며, 배고프다고 라면도 혼자 끓여 먹는 등 확실한 변화가 있었습니다. 그전에는 누군가가 항상 함께 있어야 했지만 이제는 아이를 집에 혼자 두고 나가도 괜찮았습니다. 부부는 시장도 가고, 영화도 보러 함께 나갈 수 있습니다. 그 시간에 두희는 집에서 혼자 컴퓨터를 켜고 좋아하는 음악을 듣고 영상을 봅니다. 그러다 배가 고프면 냉장고를 열어 스스로 끼니를 해결합니다.

가족여행을 떠났다가 고향에 들러 두희 할아버지와 할머니 산소를 찾아갔는데, 두희가 인사했습니다. "할아버지, 할머니, 두희가 왔어요." 이제는 사람들이 이상한 눈빛으로 두희를 쳐다보지 않습니다. 무턱대고 피하지도 않습니다. 두희는 소리를 지르지도 않고 반복해서 박수를 치지도 않습니다. 두희 부모님은 아이가 이렇게까지 좋아질 줄 전혀 기대하지 못했다고 말합니다.

면역력과 뇌 기능은 관계가 깊습니다

지환이는 2013년에 태어난 남자아이입니다. 출생의 행복과 기쁨도 잠시 100일 무렵 다른 아이들에 비해 목 가누기가 안 되고 온몸이 뻣뻣하게 긴장한 것을 보며 이상 징후를 느꼈다고 합니다. 대학병원에서 검사한 결과 백질연화증과 뇌성마비 진단을 받았습니다. 유난히 잘 웃던 아이인데 아프다는 얘기가 믿기지 않았던 부모는 심장이 철썩 내려앉았겠지요. "소아 재활은 빨리 시작할수록 좋다."는 의사 선생님의 조언에 따라 100일 된 아이를 안고 매일 물리치료, 작업치료를 받으러 다녔습니다. 두 달이 지나 목을 가누게 되었고 또 뒤집기를 하는 아이를 보며 열심히 재활치료를 하면 평범한 아이들처럼 어린이집과 학교를 다닐 수 있을 줄 알았습니다.

1년 후에 세브란스병원에서 20분의 평가 시간을 거치고 뇌병변장애 1급을 받게 되었습니다. 장애등급 판정서를 받아들고는 아이를 안고 얼마나 울었는지 모릅니다. 아이를 위해 해줄 수 있는 것이 재활치료밖에 없는 현실이 막막했고, 병원도 6개월마다 옮겨 다니며 치료하고 또다시 대기해야 하는 의료현실이 버거웠습니다.

그렇지만 아주 조금씩 좋아지는 아이를 보며 힘을 얻고

있던 중이었습니다. 5세가 된 아이를 보낼 어린이집을 알아보았습니다. 걷지 못하는 아이는 어린이집에 입학하기 힘들다는 거부 의사를 듣고 느낀 절망감은 이루 말할 수 없었습니다. 다행히 한 곳에서 합격 연락을 받고 장애 전담 어린이집을 다니며 재활치료를 병행하던 중 줄기세포에 관한 이야기를 들었습니다. 지환이와 같은 질환을 앓는 친구가 일본에 가서 두 차례 줄기세포를 맞더니 좋아졌다고 말입니다.

초등학교 입학하기 전에 조금이라도 좋아졌으면 하는 바람과 뭐라도 해주고 싶은 부모 마음에 담당자와 상담 후 제대혈보다 많은 세포를 투입했습니다. 엉덩이에서 지방을 채취해야 했지만, 병원 생활을 오래 해서 주삿바늘만 보면 우는 아이에게 "우리 지환이 좋아지려고 맞는 거야."라고 달래며 무사히 마칠 수 있었습니다. 2개월에 걸쳐 두 차례 시술을 받고 많은 변화가 일어났습니다.

사회성이 부족해 형이랑 놀 때도 원하는 장난감을 달라고 떼쓰고 소리 지르던 평소 모습과는 달리 조금 기다릴 줄 알고 차분해졌습니다. 주변 사람들의 이야기를 듣고 금방 따라 하는 모방 행동이 늘었고, 대화에서도 생각하고 대답하는 느낌을 받았습니다.

일본에서 1차 줄기세포 치료를 받을 때 치료사 선생님들이 "지환이 뭐 타고 왔어?"라고 질문하면 장애인 콜택시를 타고 왔다고 답했습니다. 그랬던 지환이가 2차 줄기세포를 맞은 후에는 비행기를 타고 왔다고 설명하고, 안 아프려고 주사 맞으러 왔다고 대답하는 것을 보며 놀랐습니다.

최근 글로리아 최 MIT 뇌인지과학부 교수의 연구에 따르면 "사람의 면역체계가 뇌 기능은 물론, 사회적 행동에도 영향을 미칠 수 있다."고 밝혔습니다. 즉, 면역력을 활성화해 자폐 증상을 완화할 수 있는 것이지요. 면역체계와 뇌가 상호작용을 한다면 면역력을 올리는 데 직접적인 줄기세포 치료를 통해 발달장애뿐 아니라 다양한 뇌질환을 이해하고 치료하는 새로운 길이 열릴 것입니다.

줄기세포를 연구하면서 가장 치료가 어렵고 시간이 필요한 분야가 뇌신경계 질환입니다. 왜냐하면 뇌 신경세포는 오래 살면서 제 기능을 수행하지만, 그만큼 재생되기도 어렵기 때문입니다. 따라서 다른 질환에 비해 뇌신경계 질환에 대한 줄기세포 치료는 많은 수의 줄기세포가 필요하고, 오랜 기간 동안 반복 투여를 실시해야 하는데 최소 20~40억 셀을 6개월~1년 내에 투여할 때부터 증상이 호전되는 것을 확인할 수 있었습니다. 저희 연구팀은 적은 수의 줄기세포를 비교적 단기간에 투여하더라도 좋은 효과를 볼 수 있는 맞춤형 줄기세포 배양기술을 개발하고 있습니다. 앞으로는 경제적으로도 큰 부담 없이 뇌신경계 질환을 앓고 있는 어린이들이 줄기세포 치료를 받아 건강해질 수 있도록 최선을 다하겠습니다.

건강하세요,
당신은 그럴 자격이 있습니다

"박사님, 친지들 중에 드라마를 보시는 분들은 오랫동안 연기하는 것을 보고 싶으니 건강을 지켜야 한다고 얘기하는 분들이 있어요."

배우 김혜자 선생님을 만났을 때 하신 말씀과 연기에 대한 사랑을 생각하면 줄기세포 연구에 더욱 힘써야겠다는 책임감이 듭니다.

김혜자 선생님은 일본에 가서 우리 기술로 배양한 줄기세포를 체험하는 분들을 보면서 의료보험이 되지 않아 비싼 가격을 부담해야 하는 이 치료를 받는 것이 경제적으로 넉넉한 이들에게만 가능한 것이라 가난한 아픈 이들에게 죄송

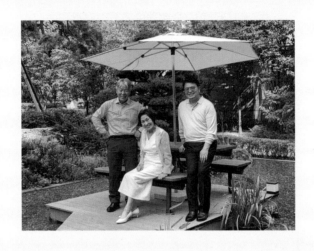

노화역전 연구에 함께하는 배우 김혜자, 산악인 엄홍길과 함께

한 마음이 들었다고 합니다. 그래서 홍보대사로 위촉하고자
뵙자고 하니 그 비싼 것을 홍보할 수 없다며 꺼렸는데요.

첫 만남에서 저희 회사의 사회복지법인인 줄기세포생명
재단의 활동에 대해 듣고는 조금씩 마음이 열리셨습니다.
어려운 희귀난치병 환자들에게 줄기세포 치료를 무상으로
지원하며 돕는 내용과 오병이어의 기적이라는 이름으로 영
등포 쪽방촌과 탑골공원의 어르신들께 매주 찐빵과 식혜를

나눠드리는 활동에 대해 말씀드렸더니 마음이 움직이신 것 같습니다.

미팅을 마치고 내려가는 길에 우연히 앞치마를 두르고 직접 찐빵을 찌며 봉사를 준비하는 제 아내를 보면서 앞으로 어려운 환자들도 줄기세포 치료 혜택을 더 많이 보게 하자는 마음으로 홍보대사를 수락하셨다고 합니다.

끊임없는 열정으로 작품 활동을 하고 아프리카의 어린이를 돕기 위한 봉사를 멈추지 않는 김혜자 선생님은 오히려 저에게 응원과 격려의 말씀을 많이 합니다.

"박사님, 깊은 잠을 자고 있어요. 쉽게 피곤해지지 않고요."

김혜자 선생님의 드라마를 보려면 잘 걷지 않으시는 선생님과 함께 산책을 자주 해야겠습니다.

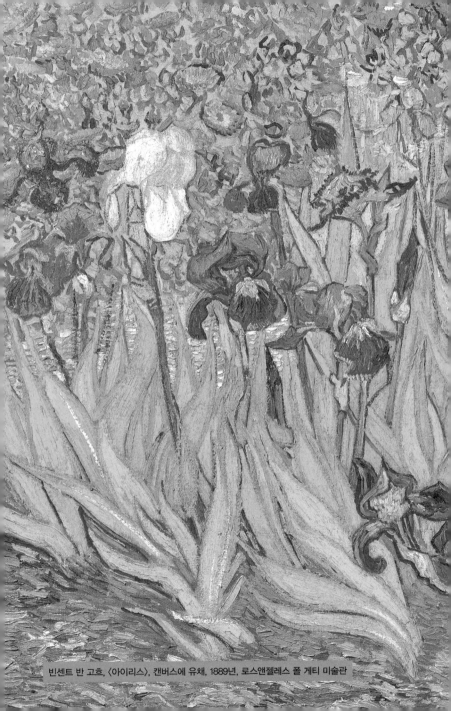

빈센트 반 고흐, 〈아이리스〉, 캔버스에 유채, 1889년, 로스앤젤레스 폴 게티 미술관

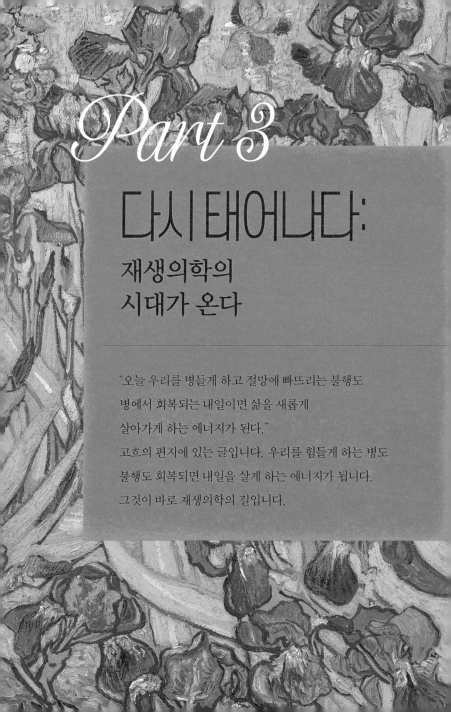

Part 3

다시 태어나다:

재생의학의
시대가 온다

"오늘 우리를 병들게 하고 절망에 빠뜨리는 불행도
병에서 회복되는 내일이면 삶을 새롭게
살아가게 하는 에너지가 된다."
고흐의 편지에 있는 글입니다. 우리를 힘들게 하는 병도
불행도 회복되면 내일을 살게 하는 에너지가 됩니다.
그것이 바로 재생의학의 길입니다.

절망에서
피어나는 꽃
_안과질환 역전 체험기

이비인후과, 안과질환의 줄기세포 치료 방법이 늘 아쉽습니다. 눈이나 귀, 코, 목 등을 담당하는 안과와 이비인후과는 별도의 치료 프로토콜이 수립되어야 하기 때문입니다. 정맥주사로 효과를 볼 수는 있지만 뇌, 안구, 코, 인후두에 줄기세포를 주사하는 데는 어려움이 있거든요. 실제 치료 효과를 확인하는 작업이 필요합니다만, 저희 줄기세포 시술을 통해 안질환을 극복한 이들의 사례는 많이 보고되고 있습니다.

녹내장은 참 무서운 안질환입니다. 요즘에는 안과병원마다 안압체크기가 있어서 조기발견에 많은 도움이 됩니다.

과거에는 자각증상이 없어서 녹내장 환자들이 조기발견의 시기를 놓치는 경우가 많았습니다. 1936년생 김홍장 씨는 1995년경 눈의 이상을 느끼고 거주하는 지역인 청주의 모든 안과병원을 찾았다고 합니다. 30년 전만 해도 중소도시에는 녹내장을 진단할 수 있는 의사가 없었다고 합니다. 심지어 대학병원에도 말이지요.

그렇게 한 5년의 세월을 보내다 운 좋게도 서울에서 일주일에 한 번씩 충북대학병원 안과에 내진하는 녹내장 전문의 교수님을 만났습니다. 녹내장이 너무 많이 진행되어 걱정이라는 말을 들었습니다. 안압이 20mmHg 이하면 그럭저럭 견딜 수 있고 20mmHg를 넘으면 위험선인데, 그의 안압은 25mmHg였습니다. 시신경 120만 개 중에서 20만 개 정도 남았다고 했습니다. 눈앞이 캄캄해졌지요. 녹내장은 현대 의학으로 치료해서 시력을 회복할 수 있는 질환이 아니니까요.

약물로 안압 상승을 억제해 시력 저하를 지연시키는 치료가 유일한 방법입니다. 약물로 안 되면 수술해야 하는데 환자에 따라서 수술해도 별 효과가 없는 경우도 있습니다. 나름대로 고민하면서 방법을 찾던 그 시기에 황우석 박사의 배아줄기세포 논문 조작사건이 오히려 희망의 실마리를 주었다고 합니다. 사람들이 대부분 줄기세포에 대하여 부정적으로 생각하고 비난할 때 희망을 걸었습니다. 60세 초반이라 아직 살날이 많은데 시력을 잃으면 큰일이니까요.

가족의 반대가 만만치 않았습니다. 믿을 수가 없다는 이유였지요. 오랜 설득 끝에 마침내 2010년 7월 17일 생애 최초로 일본에 가게 되었습니다. 시술받은 날 밤, 참으로 오랜만에 깊은 잠에 빠졌다고 합니다. 그는 눈의 변화를 설명했습니다.

"어느 날 화장실에 가서 큰 거울을 봤는데, 보이는 게 달랐습니다. 말하자면 시야가 이렇게 넓어진 거예요. 이 기적의 줄기세포를 저는 어떻게 설명해야 할지 모르겠습니다."

총 네 번의 시술을 마치고 어느 봄날 안과에 가서 안압 체크를 했습니다. 그 결과는 놀라웠습니다. 코솝과 알파간피 점안액을 20여 년간 사용했을 때 18mmHg 전후였던 안압이 10mmHg까지 떨어져 있었습니다. 현재까지도 그 안압이 유지되고 있습니다. 기회가 있을 때마다 꾸준히 줄기세포를 시술받은 결과 지금까지 경제활동을 무난히 하고 있습니다.

그는 사실 무릎관절로 인한 고통도 심각했습니다. 파스를 수십 장씩 사다 놓고 매일 붙여도 밤에 잠을 제대로 잘 수가 없었습니다. 그런데 첫 번째 시술 후 10여 일이 지난 후부터 그 지긋지긋하던 통증이 사라졌습니다. 거짓말 같았다고 합니다. 하루는 정형외과에서 무릎 사진을 찍어 보았더니 나이에 비해서 연골 상태가 아주 양호하다고 했습니다. 늘 고생하던 퇴행성관절염을 완전히 치유하게 된 것입니다. 지금 90세를 바라보는 나이에도 불구하고 하루에 3km 이상을 걷고 500m 이상을 달리고 줄넘기를 300회 넘게 합니다. 이 모든 게 줄기세포 덕분이라고 말합니다.

세포가 젊어지면 암세포도 억제됩니다

이병길 씨는 줄기세포에 대한 신뢰도에 대해서는 여전히 물음표라고 말합니다. 그는 충청북도 증평군 증평읍 연탄리라는 깊은 시골에서 열심히 공부해서 삼성그룹에 입사해 임원이 되기까지 피눈물 나는 노력을 했습니다. 그러던 어느 날, 건강검진에서 녹내장 진단을 받았습니다. 시야가 점점 좁아지다가 결국 실명한다는 이야기를 듣고 자신의 인생이 망가졌다는 생각이 들었습니다. 임원이 될 날이 머지 않았는데 앞이 안 보인다는 이야기가 청천벽력과도 같았겠지요.

대학병원 교수님의 처방을 받아 세 가지 안약을 하루에 세 번씩 넣었습니다. 안압을 15mmHg 이하로 떨어뜨리는 과정이었는데, 아무리 봐도 이래서는 실명을 기다리는 것 말고는 특별한 방법이 없는 것 같았다고 합니다. 안압만 잘 조절하라는 것이 처방의 끝이었으니까요. 그의 처형이 줄기세포가 녹내장에 효과가 있다는 이야기를 듣고 그를 억지로 끌고 갔다고 합니다. 줄기세포가 어떻게 죽은 시신경을 살리느냐고 의심했지만, 처형이 몰래 결제하는 바람에 줄기세포를 시술을 받게 되었습니다.

그 무렵 정기 건강검진 결과에서 췌장에 2.8cm 크기의 낭종이 발견되었습니다. 소리 없이 오는 병이라고는 하지만 녹내장에다 낭종이라니 하늘이 원망스러웠습니다. 건강검진 결과에 대해 담당의와 상담하다 보니 뜻밖에도 녹내장 관련해서 검사 결과가 좋아졌다고 했습니다. 의사가 안과 치료 외에 다른 무언가를 했느냐고 물어서 답했습니다.

"줄기세포 치료를 받습니다."

그랬더니 검증되지 않은 방법은 자칫하면 치료에 방해 요소가 될 수 있으니, 혹시라도 증상이 악화해도 책임질 수가 없다고 했습니다. 그래서 스스로 책임지겠다 말하고, 안약을 처방받아서 줄기세포 치료를 계속 병행했습니다. 그 이후에 의사와 다시 상담하게 되었는데 놀랍게도 시야가 정상적으로 유지되고 있다고 했습니다. 의사가 그에게 지금 보이는 정도를 얘기해보라고 했습니다.

"180도 다 열려 보여요."

의사 선생님은 결과지에 따르면 그의 시야는 종이컵 바닥에 난 구멍을 통해 바깥을 내다보는 것처럼 제한되어 보일 것이라고 했습니다. 의사는 믿을 수 없다는 말투로 옆으로 움직이면서 물었습니다.

"제가 보입니까?"

"지금 볼펜을 들고 움직이고 있잖습니까."

"그렇다면 우측에 있는 간호사가 보이나요?"

"간호사가 지금 컴퓨터 작업을 하고 있네요."

의사는 도무지 이해를 못 하겠다고 했습니다. 그가 안약 치료 외에 추가적으로 한 것은 줄기세포 치료밖에 없었으니까요. 그는 시야가 확보돼서 정상생활을 할 수 있게 되었습니다.

췌장 낭종은 어떻게 되었을까요? CT를 찍을 때마다 크기와 위치가 약간씩 변했습니다. 물혹이 시커멓게 변해서 문제가 되면 췌장암으로 전이된다고 합니다. 지금까지는 변질되지 않고 췌장 낭종이 유지되는 상태입니다.

줄기세포 치료를 통해 얻은 생각지 못한 이점은 외적으로 젊어 보이는 것입니다. 그는 줄기세포의 원리에 대해 설명을 들을 때 반문했습니다. "이게 무슨 택배도 아니고 손상 부위를 찾아간다는 것이 의심스럽네요. 저는 췌장에 낭종도 있고, 위염과 지방간도 있는데 말이죠. 정맥 내로 줄기세포를 투입할 때 시신경에 도달하기도 전에 다른 장기로 갈까봐 불안합니다."

무모하게도 안구에다 시술해달라고 요구했습니다. 눈 주

위에 열두 군데를 나눠서 주사했습니다. 눈은 마취라고 해 봐야 마취 크림과 얼음으로 잠깐 마취시킨 뒤 주삿바늘을 꽂으니까 매우 아팠겠지요. 너무 고통스러워서 나중에 정맥 주사로 바꿨습니다만 초기에 얼굴에 맞은 덕분인지, 줄기세 포 체험 이후에 친구들이나 동료들이 나이에 비해 훨씬 젊 게 본다고 합니다. 그는 여전히 줄기세포 효과를 검증해가 는 과정이라고 말합니다.

혈관이 다시 생기다니
믿을 수 없습니다
_심혈관질환 치료 체험기

국가유공자인 이상영 씨는 40년 전에는 용감한 군인이었습니다. 1972년 베트남전쟁에 참전했을 때 극심하게 다리 통증을 느껴 병원에 이송되었다가 버거씨병 진단을 받았습니다. 그 후로 30년간 목발을 짚으며 다녔습니다. 한 걸음을 내디딜 때마다 극심한 고통을 겪는 버거씨병은 혈관 폐쇄로 인해 사지말단이 괴사하거나 심할 경우 절단까지 할 수 있는 혈관질환입니다. 사지, 특히 하지 중간 크기의 동맥, 또는 작은 크기의 동맥이나 정맥이 급성, 만성적으로 염증을 일으키는 혈관질환 중 하나입니다.

질환이 심해지면 피가 잘 안 통하기 때문에 하지 통증이 유발되고 심하면 말단부 조직들에 일부 괴사가 생깁니다. 불행히도 버거씨병 환자들은 대부분 대증치료에 머무릅니다. 아직 원인이 알려지지 않았기 때문에 진통제로 통증을 치료하고 괴사하면 외과적으로 절단해야 합니다. 근본적인 치료법이 없다는 뜻입니다.

이상영 씨는 베트남전쟁 중 다리 통증을 대수롭지 않게 여겼지만 나중에는 걸을 수도 없는 지경에 이르렀습니다. 피부가 발가락을 시작으로 괴사하면서 불안은 현실이 되었습니다. 의사들은 절단을 권했습니다. 그러나 다리만큼은 포기할 수 없었다고 합니다. 매일매일 곪아서 썩어들어가는 다리를 소독해가면서 말 그대로 하루하루를 버텼습니다. 고통이 심해 잠을 전혀 못 자고 자살 시도를 했을 만큼 고통은 극심했습니다. 그러다 줄기세포가 도움이 될 거라는 말을 듣고 두 번 맞았더니, 결과는 상상 이상이었습니다. 썩어들어가던 부위가 좋아졌습니다. 집 안의 소일거리를 도맡아 할 만큼 건강해졌습니다. 작은 변화가 인생을 바꾼 셈이지요.

현재 의학 수준으로는 특별한 치료법이 없어 발을 절단할 위기에 놓여 있는 중증 하지허혈 환자들에게 줄기세포 치료는 유일한 희망입니다. 이상영 씨 외에도 기억에 남는 분이 있는데요. 17년간 앓아온 당뇨 합병증으로 다리를 절단할 위기에 놓인 70대 초반의 환자 조선래 씨입니다.

당뇨 합병증으로 다리 절단 위기에서
줄기세포를 만나다

1939년생 조선래 씨는 1993년에 당뇨병 판정을 받았습니다. 한 내과에서 처방해주는 약을 3년간 먹으며 건강관리를 철저히 했지만, 날이 갈수록 혈당치가 상승하여 공복 혈당은 평균 200~250mg/dL(데시리터당 밀리그램), 식후 2시간 혈당 평균 400~450mg/dL으로 올랐습니다. 이뿐만 아니라 얼굴과 다리에 심한 부종이 있었고 밤사이 5~6회씩 소변을 보는 탓에 숙면을 취하지 못했습니다. 성격은 난폭해져 대인관계를 기피할 지경이었습니다. 병원에서 처방받은 경구용 혈당강하제를 장기 복용하면 약효가 떨어지고 간, 신장,

심장 등 장기에 치명적인 합병증을 유발한다는 사실을 당뇨병을 앓은 지 8~9년이 지난 뒤에야 비로소 알게 되었습니다.

결국 인공췌장기(인슐린펌프)를 허리에 차고 하루하루 고된 삶을 살았습니다. 복부에 바늘 침을 고정해서 인슐린을 공급받게 된 것이죠. 다리 상처는 고름 부위가 점점 넓고 깊어지면서 갈수록 악화되어 생명을 위협할 수 있다는 경고까지 받았습니다. 병원은 다리 절단 외에는 특별한 방법이 없다는 소견을 제시했고, 결국 절단 수술 날짜를 잡았습니다.

그러던 중 줄기세포를 알게 되었습니다. 다리를 지킬 수 있다면 무엇이든 하고 싶었습니다. 2010년 9월 교토병원에서 정맥 2억 셀, 왼쪽 발등 족부궤양 상처에 5,000만 셀, 오른쪽 다리 정강이 아래에 5,000만 셀 등 총 3억 셀을 투여받았습니다. 다리 절단을 앞두고 갖가지 감정이 교차했다고 합니다.

줄기세포를 시술한 지 10일 후 고름 투성이던 다리와 상처 부위가 70~80% 호전되더니 20일 후에는 90% 정도 아물었습니다. 게다가 새까맣게 썩어들어가던 상처 부위에 어느

덧 새살이 돋아나기 시작했습니다. 족부궤양의 상처가 아물면서 수족 저림 현상도 사라졌습니다. 그리고 바늘로 쑤실 듯 참을 수 없었던 통증마저 말끔히 사라져서 감격스러웠습니다. 그 후 2차로 3억 셀을 시술받았더니 합병증으로 인한 왼쪽 발 족부궤양과 오른쪽 손발 저림이 정상에 가까운 수준으로 나았을 뿐만 아니라 평소 칙칙하고 푸석하던 얼굴이 맑고 깨끗해져 가족들과 지인들로부터 얼굴색이 좋아졌다는 인사를 듣기에 바쁠 지경이었습니다. 또 심한 피로감과 무력감이 씻은 듯 사라지고 삶의 의욕이 샘솟았다고 합니다.

줄기세포를 투여받은 후 두 달이 채 안 되어 새살이 돋고 수족 저림 현상이 사라지는 등 놀라운 효과를 거두어서 그의 사례는 미국 라스베이거스에서 열린 성체줄기세포 학술 재단 ICMS(The International Cellular Medicine Society)에서 발표하기도 했습니다.

만성신부전증, 걸리면 치료가 어렵다고?

우리 몸에는 혈액 속에 있는 노폐물을 걸러내 배출하는 신장이라는 기관이 있습니다. 신부전은 신장에 장애가 생긴 것을 말합니다. 신장에 문제가 생기면 무서운 합병증도 생길 수 있습니다. 과학이 점점 발달하면서 큰 수술 없이 치료할 수 있는 방법이 연구되고 있는데, 그게 바로 줄기세포 요법입니다. 줄기세포를 이용하면 신장이식수술을 받지 않아도 치료할 수 있습니다. 등 쪽을 통해 신장에 직접 줄기세포를 주사하는 방법과 혈관에 주사하는 방법이 있습니다.

"인생에 서광이 비치는 기분입니다."

신부전 환자였던 김창수 씨가 줄기세포를 체험한 후에 한 말을 듣고 무척 뿌듯했던 기억이 납니다. 그는 혼자서 100m도 못 걸을 만큼 몸이 좋지 않았습니다. 걷지 못해 차를 타고 가서 정기적으로 투석받는 생활을 해오고 있었습니다. 그런 그가 줄기세포를 투여받고 3일 만에 매일 걸을 수 있게 되었습니다. 혈압약도 많이 먹었는데 줄기세포 치료 후 바로 끊었습니다. 원래 일주일에 세 번씩 병원에서 혈액을 증가시키는 조혈제를 맞았는데 2차 줄기세포를 맞고 10일이 지나자 병원에서 조혈제를 안 놓았습니다.

"지금까지 계속 조혈제를 놓았는데 왜 안 놓나요?"라고 물으니까, 수치가 좋아서 괜찮다고 했습니다. 무엇보다 단 한 번도 소변이 마려운 느낌이 들지 않았는데 화장실에서 세수하다가 문득 소변을 보고 싶은 생각이 들었습니다. 그렇게 하루에 조금씩, 다섯 번 정도 소변을 보고 나면 기분이 매우 좋다고 합니다. 참으로 신기하게도 우리 몸속 줄기세포는 혈관손상 질환을 믿기 힘들 정도로 치료합니다.

저의 박사논문은 쥐의 대퇴부 혈관을 묶어서 피가 통하지 않게 해놓고 줄기세포를 주사해서 어떤 효과가 있는지 확인하는 것이었습니다. 피가 안 통하니까 당연히 쥐의 뒷다리가 썩어서 떨어져나가야겠지요. 그런데 대퇴부 혈관을 묶고 줄기세포를 주사하면 혈관이 다시 생겨서 썩지도 않고 떨어져나가지도 않습니다. 사람에게도 효과는 똑같습니다. 고엽제 후유증, 당뇨병성 족부병증, 버거씨병, 신부전, 심근경색처럼 혈관이 손상된 질환들에서는 줄기세포가 해당 부위에 도달하도록 정맥 내로 투여하여 혈관을 다시 재생합니다.

머리끝부터 발끝까지 뻗어나간 혈관을 이어붙이면 지구를 2바퀴 반 돈다고 합니다. 그만큼 우리 몸은 혈관 없이는 살 수 없습니다. 혈관이 산소와 영양분을 각 세포에 전달하므로 이게 막혀서 뇌혈관이 터지면 뇌출혈, 뇌혈관이 막히면 뇌경색에 걸립니다. 줄기세포를 투여해서 혈관을 재생하니까 그 혈관을 통해서 산소와 영양분을 공급받지 못했던 세포가 살아나서 다시 정상이 되는 것입니다. 이러한 작용기전으로 줄기세포 투여는 심혈관계 질환을 치료하는 근본적인 방법이 될 수 있습니다.

숨쉬기가 너무
답답했어요
_폐 기능 저하 역전 체험기

"죽다가 살아난 게 신기하네요."

특발성 폐섬유증으로 5년 시한부 판정을 받은 78세 이찬호 씨는 지인의 소개로 줄기세포를 투여받아 극적으로 회복했습니다. 젊은 시절 엔지니어로 활기찬 삶을 살다 충청북도 충주로 귀농한 그는 지난해 7월부터 말하지 못할 정도로 숨이 가빠와 국내 굴지의 종합병원 호흡기내과를 찾아가 검사를 받았습니다. 병원 치료를 받았지만 차도는 없었습니다. 대안이 없었기에 줄기세포 치료에 마지막 희망을 걸었습니다. 20일 간격으로 2억 셀씩, 총 5회에 걸쳐 정맥 내로 투여했습니다. 두 번째 투여 후부터 긍정적인 변화가 나타나기 시작했습니다. 세 번째 투여를 완료한 후 삼성의료원에서 검사받았더니 놀랄 만한 결과가 나왔습니다. 주치의가 폐 CT를 확인한 뒤 의아해할 정도였습니다. "믿기 어렵네요. 밖에서 뭐 드신 것 없어요?" 몸무게는 병으로 줄어 50kg까지 갔지만 다시 64kg으로 회복되었습니다.

폐섬유증은 폐가 섬유화되면서 점차 딱딱해지고 기능이 떨어져 결국 호흡곤란으로 사망에 이르는 무서운 병입니다. 그중에서도 특발성 폐섬유증은 염증 없이 원인불명으로 폐 실질의 섬유화가 만성적으로 진행되어 진단 후 3~5년의 평균 수명을 보이는 예후가 매우 나쁜 질병입니다. 섬유화가 진행되면 폐벽이 두꺼워져 혈액에 공급되는 산소량이 줄어듭니다. 그 결과 환자는 숨이 가빠서 고통스럽지요.

폐섬유증에 대한 근원적인 치료법은 존재하지 않습니다. 기존의 치료법으로는 섬유화된 폐가 손상되기 이전의 상태로 돌아가지 않거든요. 치료를 통해 진행을 늦출 뿐입니다. 우리나라에는 폐섬유증 환자가 1만 명가량 있는 것으로 알려져 있습니다.

죽음을 딛고 손주들과 다시 탁구를 치다

주디스 반 후스Judith Van Hoose에게는 6~12개월의 시한부 선고가 내려졌습니다. 어느 날부터 집안일을 할 수 없었고, 숨을 제대로 쉴 수 없어 샤워하는 것조차 힘들었습니다. 병원에 갔더니 그녀는 폐섬유증, 만성폐쇄성폐질환, 당뇨병, 경추 근긴장이상이라는 4가지 주요 질병을 진단받았습니다.

만성폐쇄성폐질환은 대표적인 폐질환으로 폐기종, 만성기관지염을 통칭합니다. 폐암보다 더한 고통을 유발하는 이 질환에 걸리면 만성적으로 호흡 기능이 저하됩니다. 담배나 대기오염, 그 외의 물질들에 의한 호흡기도의 장애로 일명 '숨찬병'으로 알려졌습니다. 이 질환은 흡연이 원인의 80~90% 이상을 차지합니다. 흡연 이외의 다른 위험인자는 작업장 분진, 공해, 요리가스, 연료 등입니다. 담배 등 유해한 입자나 가스를 계속 흡입하면, 폐 속은 염증이 일어난 상태가 지속되고 이러한 염증으로 인해 가래가 증가하고 기관지가 가늘어지거나 폐포의 벽이 망가지고 탄력이 없어져 공기의 흡입과 배기가 어려워집니다. 이 시기에 치료하지 않고 방치하면 폐포의 파괴는 더욱 진행되어 호흡곤란이나 전신장애가 발생합니다. 개개인의 유전적 인자도 관련 있습니다.

폐조직은 한 번 손상되면 회복이 불가능합니다. 이상 징후를 느꼈다면 이미 폐 기능의 50% 이상을 잃은 상태입니다. 기침 등 가벼운 증상으로 시작하여 천천히 진행하기 때문에 호흡곤란 등의 이상 징후가 느껴진 후에는 이미 회복이 어려운 상태인 경우가 많은 생활습관병입니다. 초기에는 증상이 전혀 없을 수도 있으며, 질환이 진행되면서 만성 기침, 가래, 호흡곤란을 느낄 수 있습니다. 호흡곤란은 수년에 걸쳐 서서히 발생하며, 활동이나 운동 시 호흡곤란 증상이 더욱 심해져서 일상생활을 하는 데 지장을 초래합니다. 그녀 역시 24시간 내내 산소 공급을 받아야 했고, 온종일 침대에 누워 있었습니다.

주디스는 줄기세포 치료를 체험했습니다. 첫 번째 치료를 받은 후에 몸에 힘이 생기는 것이 느껴졌고 산소호흡기 없이 여러 가지 일을 할 수 있었습니다. 두 번째 치료를 받은 다음에는 상태가 많이 좋아져서 일상의 거의 모든 일을 할 수 있었습니다. 손주들과 수영하고, 탁구 치고, 산책하고 보통 사람들이 당연하게 여기는 일을 할 수 있게 되었습니다. 이제는 산소 호흡기가 없어도 될 정도입니다. 그녀의 달라진 모습을 보고 담당의 역시 매우 놀랐습니다. 그녀에게 정말 건강해졌다고 말하며 폐 재활을 권했습니다. 현재 당뇨병은 정상 범위 내에 있으며 다른 질병들도 100% 완치될 것이라고 믿고 있습니다.

2008년부터 줄기세포를 사람 임상에 적용하면서 안전성과 효과 확인뿐만 아니라 정맥 내로 투여한 줄기세포가 어떻게 분포하는지에 대해서도 연구했습니다. 줄기세포를 정맥 내로 투여하면 가장 먼저 폐로 갑니다. 폐에 가서 수 시간에서 수 일 머물다가 전신으로 퍼져나갑니다. 그러니까 줄기세포를 투여하면 도달하는 제1차 정거장이 폐인 것이지요. 폐 손상 부위로 줄기세포가 제일 먼저 찾아간다는 것입니다. 앞으로 이 부분에 대해서 구체적인 임상연구를 한다면, 폐 손상 질환에 대해서는 줄기세포를 정맥 내에 투여해서 치료하는 시대가 열릴 것이라고 생각합니다.

전 세계 인류를 놀라게 한 코로나19도 폐를 손상시킵니다. 폐에 염증이 생겼다 없어지기를 반복하며 폐 조직을 딱딱하게 만드는 것이 폐섬유증이고, 가습기 살균제로 인한 부작용도 폐가 망가져서 치명적이었습니다. 폐가 망가지면 현대 의학으로 할 수 있는 것은 폐 이식뿐인데 수술이 너무 어렵고 성공률도 낮습니다.

망가진 폐를 정상화하는 가장 좋은 방법은 줄기세포입니다. 그것도 자신의 줄기세포입니다. 체계적인 연구를 통해 술을 마시거나 담배를 피워서 망가진 폐도 다시 정상화할 수 있습니다. 줄기세포를 통해 노화한 폐도 젊게 되돌릴 수 있는 것입니다.

영원한 현역을 위한
예방주사
_호르몬 불균형 치료 체험기

호르몬에는 성장호르몬, 성호르몬, 여성호르몬, 갑상선호르몬, 인슐린 등이 있습니다. 호르몬에 이상이 생기면 노화가 빨리 옵니다. 그런데 줄기세포가 정맥으로 들어가서 사이토카인을 분비하면 항염증 작용 및 세포 재생을 통해서 호르몬을 분비하는 기관 내의 기능이 올라갑니다. 기능이 개선되면 호르몬 작용이 정상화되겠지요. 특히 호르몬 불균형으로 인한 갱년기를 지나는 분들이 줄기세포를 맞으면 다시 균형을 이루어서 젊어지는 경험을 하게 됩니다.

정혜련 씨는 30대 후반에 처음으로 줄기세포를 체험했습니다. 그녀는 어딘가 특정하게 아파서 줄기세포 시술을 결심한 것은 아니지만, 미국계 기업의 한국법인 대표로서 본 사와의 시차로 인한 밤낮 없는 근무로 피로가 상당히 누적된 상태였습니다. 저녁 시간에 외부 활동은커녕 집에 와서는 피곤하다는 말을 입버릇처럼 했습니다.

첫 체험은 정맥에 2억 셀을 맞았고, 약 한 달쯤 지나서 주사를 맞았다는 사실이 잊힐 때쯤 변화가 나타나기 시작했습니다. 어느 순간부터 입에 달고 살던 피곤하다는 얘기를 전혀 하지 않았습니다. 신기한 변화는 그걸로 끝이 아니었습니다. 두 아이의 엄마로서, 다소 이상한 표현이지만 잊고 있던 성욕이 불타올라서 마치 신혼 시절로 돌아간 것처럼 밤 생활을 활기차게 하게 되었습니다. 두 번째 투여를 받으러 갈 때는 남편이 "우리 셋째 생기는 거 아니야?"라며 농담 반 진담 반의 얘기를 건넸다고 합니다. 성욕이 건강의 척도라는 말이 있듯이 그녀는 몸의 변화를 민감하게 느꼈고, 전반적인 신체 기능이 약 3~4년 전으로 돌아간 듯한 느낌을 받았다고 합니다.

두 번째 체험을 할 때는 정맥과 얼굴에 각 1억 셀씩 맞았습니다. 얼굴에 주름이 많은 편은 아니지만 건조한 피부가 늘 신경 쓰였기 때문입니다. 얼굴이 아주 살짝 부어오르더니 피부 톤이 한층 밝아진 톤업 효과가 약 1~2개월 정도 지속되었습니다. 아무것도 하지 않았지만, 피부 속에 물이 차오른 것처럼 촉촉해져서 자연스럽게 물광피부가 되었다고 합니다. 첫 체험만으로도 확실한 효과를 느끼고 나서 건강에 대한 자신감이 생겼습니다. 이전보다 훨씬 많은 외부 활동을 소화해냈습니다. 바쁜 회사 업무와 엄청난 외부 활동을 병행하면서도 늘 에너지가 넘쳐서 '에너자이저'라는 별명까지 생겼습니다. 그녀에게 높은 에너지 레벨의 비법 혹은 체력의 비결을 묻는 사람들이 많아졌습니다. 이전의 그녀처럼 만성피로로 힘들어하는 사람들을 보면 자연스럽게 체험담을 얘기하게 된다고 합니다.

그러다 코로나19가 전 세계를 덮치면서 해외에 가야만 하는 줄기세포 체험이 중단되었습니다. 비타민을 열심히 복용하는 등 나름대로 관리했지만, 전반적으로 체력이 떨어지고 코로나19마저 걸리면서 면역력이 바닥났습니다. 외부 활동은 엄두도 나지 않았고, 몇 달간 보양식을 먹으며 회복에 집중했습니다. 해외여행이 자유로워지자 다섯 번째 줄기세포를 맞으러 다녀온 이후 딱 2주가 지나고 효과를 느꼈다고 합니다. 아침에 운동하고 업무를 하고 나면 저녁에 운동할 체력이 남아 있었습니다. 운동하지 않은 날은 다른 약속을 잡아야 할 정도로 슈퍼우먼이 된 듯했습니다.

나이가 들면서 모두의 관심사는 오직 한 가지, 건강으로 귀결됩니다. 그녀는 현업을 활기차게 지속하기 위해 많지 않은 나이에 줄기세포를 맞았는데요. 줄기세포가 그녀를 영원한 현역으로 남도록 도움을 주고 있습니다.

난임을 극복하고 아이를 만났습니다

강릉에서 남편과 호텔을 경영하고 있는 38세 오영주 씨는 갑상샘항진증을 앓았습니다. 우리의 목 안에는 나비 모양의 갑상선이라는 기관이 있는데 이곳에서 호르몬을 배출해 여러 기능을 조절합니다. 갑상샘항진증은 호르몬이 정상보다 많이 분비되어 몸의 에너지가 빨리 소모되고 많은 기능이 항진되는 질병이어서 몸이 계속 피곤해지는데요. 현대인들이 많이 걸리는 자가면역질환 중 하나입니다.

"왜 이렇게 살이 빠졌어?", "손을 왜 이렇게 떨어?" 만나는 사람마다 물었습니다. 물을 마시려고 컵을 들면 손이 덜덜 떨리는 게 눈에 보일 정도였고, 누가 봐도 아파 보일 정도로 살이 많이 빠졌으며, 머리카락도 한 움큼씩 빠졌습니다. 설거지하려고 그릇을 들면 못 견디게 무거웠고, 골프채를 들 수 없어 연습을 못 하기도 했습니다. 결혼한 지 3년이 지났는데 임신이 되지 않자 난임센터를 방문했습니다. 그제야 갑상샘항진증이 매우 심각한 상태라는 것을 알게 되었습니다. 심지어 유산 역시 갑상샘항진증이 원인이었습니다. 병을 고치지 않으면 수정란이 착상되지 않고, 시험관조차 할 수 없다는 얘기를 듣고 시부모님의 권유에 따라 갑상샘항진증 치료와 줄기세포 치료를 병행했습니다.

많은 양의 갑상선 약을 복용하다 보니 합병증으로 인해 안구가 돌출되어 매주 병원에서 눈 근육에 스테로이드주사를 맞았습니다. 동시에 2019년 5월부터 2주 간격으로 줄기세포 주사를 맞았습니다. 한두 달 뒤 산부인과에서 호르몬이 정상수치이니 시험관을 시도해보라고 했고, 몇 번은 시도해야 성공한다던 시험관을 운 좋게 한 번에 성공했습니다. 2019년 6월 세 번째 줄기세포를 맞고 바로 임신해서 예쁘고 건강한 딸아이를 낳았습니다.

갑상샘항진증을 앓는 사람은 임신했을 때 아이를 지키기 위해 신체 기능이 정상화되지만 출산한 뒤에는 매달 호르몬 검사를 하며 약을 먹어야 합니다. 그녀는 매달 혈액 검사를 하고 있지만, 아기가 3세가 된 지금까지도 약을 따로 먹지 않고 있습니다. 갑상선호르몬이 정상이기 때문입니다. 아기 역시 우량하고 에너지가 넘쳐 키도 몸무게도 상위 1%라고 합니다.

최근에 가장 문제가 되는 것 중에 하나가 불임이나 난임입니다. 결혼 연령이 늦어지고 아이를 임신하는 것도 늦어지고 있어요. 실제로 성체줄기세포를 가지고 불임과 난임을 해결할 가능성이 아주 높다는 것이 확인되었습니다. 현재 서울대학교 수의과대학 라기혜 교수 연구팀과 함께 연구한 지 1년 반이 되었습니다.

첫째로 난자의 성숙률과 배반포 형성률이 증가하는 것을 확인했습니다. 둘째로 동물 실험에서 쥐의 착상률이 증가된 것을 확인했습니다. 그래서 저희는 앞으로 노령 쥐를 이용해서 배란 유도 시험과 난임 치료 연구를 할 계획입니다. 임신은 됐는데 착상이 오래 못 가는 경우가 문제가 되거든요. 그래서 우리 몸의 면역반응으로 자궁 내에 착상되지 않아서 조기 유산되는 경우에 줄기세포를 활용하면 임신에 성공할 가능성이 아주 높아집니다.

갑상샘항진증은 갑상샘호르몬이 많이 분비되어 발생하는 반면 갑상샘저하증은 갑상샘호르몬이 잘 분비되지 않아 나타나는 질병입니다. 인천에서 교사로 근무하는 1992년생 최민경 씨는 먹는 양은 적은데 계속 살이 찌고 무기력했다고 합니다. 2018년 8월, 갑상샘저하증 진단을 받고 호르몬 의약품인 신지로이드를 복용했습니다. 매일 아침 약을 먹고 시간을 재서 정확히 30분 후에 식사해야 하니 일상이 매우 불편했습니다. 평생 약을 먹어야 하고, 임신하면 병원에 가서 상의해야 한다는 말을 듣고 우울함이 밀려들어왔습니다.

그녀의 어머니는 줄기세포를 투여받고 천식이 완치되었습니다. 그래서 어머니의 권유로 줄기세포 시술을 체험했습니다. 진단받고 나서 2년 뒤 병원에서 검진받았더니 갑상선 기능 검사 후 수치가 좋아졌다면서 6개월 후에 다시 검사해 보자고 했습니다.

"기적이 일어났네요."

의사 선생님은 반 년 후 갑상샘이 완치되었다며 신지로이드를 복용하지 않아도 된다고 말했습니다. 그녀는 어머니와 얼싸안고 좋아했다고 합니다. 줄기세포를 몰랐더라면 지금도 아침에 약을 먹고 시간을 재며 우울한 나날들을 보냈을 생각에 새삼 감사함을 느낀다고 합니다.

80대 당뇨 환자, 두 번의 큰 수술을 거뜬히 이겨내다

우리나라 성인의 10% 이상이 당뇨 환자라는 연구결과가 있습니다. 자동차가 움직이기 위해 연료가 필요한 것처럼 사람이 활동하기 위해 필요한 연료가 바로 포도당입니다. 탄수화물이 위장에서 소화되어 포도당으로 바뀌어 혈액 중에 흡수, 저장되었다가 인슐린의 작용으로 조직세포 속으로 들어가서 영양분으로 쓰입니다. 그런데 어떤 원인으로 인슐린 작용이 저해될 때 혈액 속에 있던 포도당이 세포 내로 들어가지 못하고 모두 소변으로 배출되는 질병이 바로 당뇨병입니다.

줄기세포가 인슐린을 만드는 베타세포로 분화할 수 있기 때문에 당뇨병에 대한 줄기세포 연구가 많이 진행된 상태입니다. 당뇨 환자가 정맥 내로 줄기세포 주사를 맞은 후 정상적인 혈당 수치를 되찾은 사례는 많습니다. 줄기세포 치료를 받은 뒤 인슐린 주사 없이 정상 혈당치를 유지하게 됐다는 임상연구 결과도 나와 있습니다.

1941년생인 김청수 씨는 목사입니다. 46세에 당뇨병에 걸려 4년 동안 악전고투하며 견디다 더는 목회를 할 수 없는 지경이 되어 교회를 사임했습니다. 한편 아내는 어느 날 갑자기 쓰러졌는데, 알고 보니 메니에르병이라는 희귀한 병에 걸렸습니다. 누워도 어지럽고 앉아도 어지럽고 속이 울렁거려서 음식을 못 먹고 잠을 못 이루었습니다. 유명한 의사조

차 이 병은 치료할 수 없고 평생 관리하는 병이라며, 어지러울 때 진통제를 먹으며 지내라고 하여 크게 절망했습니다. 그러던 차에 문득 줄기세포를 소개받은 일이 생각나 수소문하여 줄기세포를 맞았고, 그해에 기적 같은 일이 생겼습니다. 아내의 어지러운 증세가 말끔히 사라진 것입니다. 아내가 말했습니다.

"내 병도 내 병이지만, 당신이 앓고 있는 당뇨병도 줄기세포로 치료해봅시다."

아내의 병이 고쳐지는 것을 두 눈으로 확인하고서도 그는 믿지 못했습니다. 당뇨병으로 인한 합병증까지 와서 간경화와 고혈압, 심장에 이상이 생겨 걷기도 무척 힘들었습니다. 대학병원에 입원해 치료했으나 별 효과 없이 몸은 점점 나빠졌으며, 몸무게는 자꾸만 빠져 84kg에서 45kg이 되었습니다. 가슴이 답답하고 아파서 걷지를 못할 정도인데, 설상가상으로 전립선암이 발생했습니다.

경제적으로도 부담되어 망설였지만, 아내의 거듭된 요구를 거절할 수 없어 줄기세포 치료를 시작했습니다. 아내처럼 단번에 어지럼증이 좋아지듯이 암세포가 사라지는 것 같지는 않았습니다. 병원에서는 암 수술을 권했고 4시간에 걸친 수술을 해서 큰 암 덩어리를 제거했습니다. 몸이 좀 회복되고 심장 수술도 하게 되었는데 그 당시 의사 선생님 소견으로는 수술하지 않으면 몇 달 살 수 없다고 할 정도였습니다. 다행히 수술 예후가 좋아 7년 동안 받아오던 암 검사를 받지 않게 되었고 심장에도 아무런 이상이 없이 잘 지내고 있습니다. 그러나 췌장이 완전히 망가져 인슐린이 한 방울도 나오지 않는 제1형 당뇨라서 날마다 인슐린을 약 먹듯이 맞으며 살고 있습니다.

당뇨병 관리 차원에서 4개월마다 공복채혈 검사와 소변 검사를 합니다. 일반화학검사 3가지, 당부하검사 1가지, 요검사 15가지, 일반화학검사 19가지, 일반화학검사 19가지를 포함해 총 57가지 검사를 받고 있습니다. 체계적인 건강관리를 하는 셈인데, 2022년 7월, 9월, 11월 세 번 모두 몸의 모든 기관이 정상이라고 했습니다. 그는 말했습니다.

"줄기세포는 감기약이나 진통제처럼 먹고 나서 바로 약효가 나타나는 것이 아니라 몸 안에 들어오면 병을 이겨낼 수 있는 면역력을 주는 것 같아요. 80세가 넘은 나이에도 줄기세포 덕분에 두 번의 큰 수술을 거뜬히 이겨냈다고 생각합니다."

인슐린은 췌장에서 분비됩니다. 췌장이 완전히 망가졌던 김청수 씨의 모든 기관이 정상이라는 결과가 나온 것을 보면, 줄기세포 치료가 췌장 염증에 분명한 영향을 미쳤다고 생각합니다. 또 그는 정상 몸무게를 점차 회복했는데 이 또한 줄기세포 치료의 효과입니다. 호르몬 균형이 맞으면 지방량이 줄고 근육량이 올라갑니다. 그래서 줄기세포를 맞으면서 운동하면 효과가 매우 좋습니다.

20대 피부로
역전하라!
_피부노화 역전 체험기

예전이나 지금이나 그대로인 배우들이 있습니다. 어떻게 저렇게 젊음을 유지할 수 있는지 감탄만 나올 뿐입니다. 피부톤은 어두워지고, 기미가 생기고, 탄력이 갈수록 떨어지지만 이것 역시 지방줄기세포로 생체 시계를 되돌릴 수 있습니다.

지방줄기세포를 얼굴에 넣으면 피부 나이가 어려집니다. 지금 60대라면 40~50대의 피부 상태로 돌아가는 것이니, 10~20년 어려진다고 볼 수 있습니다. 쉽게 얘기해서 피부를 바꾸는 게 아니고 결국은 줄기세포가 피부 속에 들어가서 새로운 세포를 만들어 피부 나이가 어려지는 원리입니다. 줄기세포가 콜라겐을 형성하고 피부에 혈액을 공급하여 피부색을 맑게 해주며 손상되거나 노화한 피부를 건강한 세포로 재생시켜줍니다.

50대 김연하 씨는 완도에서 태어나 바닷바람을 맞으며 자외선에 자주 노출되는 환경에서 자랐습니다. 그 탓에 얼굴 피부는 멜라닌 색소침착으로 인해 주근깨, 잡티가 많았습니다. 1970년대에 흔하게 생긴 수두, 홍역 탓에 그녀의 얼굴에도 수두와 물집이 생겼는데요. 보다 못한 할머니가 바닷물에 얼굴을 씻기고 물집을 터트려 상처는 나았지만 깊은 흉터가 남았습니다. 출산하면서 기미가 더욱 짙어지고 그야말로 피부 자신감이 떨어져 인간관계를 맺을 때 위축되기도 했습니다. 피부관리실과 화장품 등에 돈과 시간을 투자했지만, 악건성 피부에 탄력도 없고 수두 흉터에 온갖 잡티가 생긴 피부는 그녀의 컴플렉스가 되었습니다.

40대 중반쯤 지인으로부터 줄기세포를 소개받고 1억 셀을 얼굴 피부에 투여하게 되었습니다. 2주 후부터 피부 톤이 맑아지고 촉촉한 보습 효과가 느껴지더니 색소침착이 옅어졌습니다. 첫 번째 체험을 하고 기대감이 생겨 두 번째 체험을 한 후에는 특히 기미와 수두 흉터가 눈에 띄게 옅어지는 것을 확인했습니다. 욕심이 생겨 피부과에서 시술과 관리를 열심히 받자 3개월 후부터 지인들이 놀랍도록 신기해하면서 부러워했습니다. "정말 예뻐졌다.", "뭐 하고 이렇게 젊어졌어?", "피부가 어쩜 이래." 등 부러움과 호기심의 인사를 받았습니다. 여자로서 다시 태어난 기분이 들고 자신감이 생겼다고 합니다.

68세인 유경재 씨는 곱게 늙어가고 싶다는 소망이 있었습니다. 그러나 타고난 피부가 얇아서 잔주름과 잡티가 많고, 탄력도 떨어졌습니다. 피부관리를 받고, 고가의 화장품을 사용하고, 보톡스 시술을 하는 등 의술의 힘을 빌렸지만 일시적인 효과만 있을 뿐 만족스럽지는 않았습니다. 그러던 중 지인을 통해 줄기세포 시술을 알게 되었고 2011년에 중국 옌지에서 1억 셀을 맞았습니다. 거울로 늘 자신의 얼굴을 들여다봐서 그런지 효과를 별로 느끼지 못하던 중이었습니다. 그런데 오랜만에 만나는 지인마다 "얼굴이 달라진 것 같아.", "뭘 했는데 피부가 맑아 보이고 탄력이 생겼지?"라고 물었습니다. 그 이후로 1년에 1~2회 정도 시술해서 지금까지 얼굴 피부에 총 14억 셀을 맞았습니다.

지금은 거울에 비친 그녀의 얼굴이 만족스럽다고 합니다. 운동을 좋아해서 등산과 골프를 자주 다니는데도 나이보다 10세는 젊어 보인다며 비결을 알려달라는 사람들도 많습니다. 줄기세포로 근본적인 재생관리를 하고 있고, 줄기세포 화장품을 사용하며, 따뜻한 물을 수시로 마시고 있습니다. 그랬더니 올해 피부 종합검사에서 피부 나이가 5년은 젊게 나왔고 피부 상태가 매우 우수하다는 소견이 있었습니다. 100세 시대에 줄기세포로 관리를 잘해서 곱디고운 노후를 맞이할 수 있을 것 같다고 말합니다.

우리 몸을 구성하는 세포들 중에서 피부세포는 태어나서 대략 한 달이 지나면 죽습니다. 반면 재생도 쉽습니다. 따라서 자신의 줄기세포를 배양해서 손상되거나 노화한 피부조직에 주사하면 줄기세포가 새로운 피부세포를 재생하도록 도와주고 또한 직접 피부세포로 분화해서 피부가 젊어지게 합니다.

최근에는 줄기세포를 얼굴에 통증 없이 주사하는 방법도 개발되어서 누구든 쉽게 20대의 피부로 되돌리기가 쉬워졌습니다. 저희 연구팀이 줄기세포 주사와 더불어 젊은 줄기세포가 뿜어내는 성장인자를 함유한 줄기세포 배양액을 함께 주사함으로써 그 효과를 더욱 강화하는 연구를 하고 있습니다. 이 기술을 통해 누구나 20대의 피부로 돌아갈 수 있을 것입니다.

기가 살아야
젊어집니다

여의도순복음교회를 설립한 조용기 목사님은 한국 개신교
의 상징적인 분입니다. 2009년에 만난 목사님은 파킨슨병
증세가 매우 심했습니다.

계단을 오르지 못했고, 입가에 고인 침이 흘러내리기도
했습니다. 강단에서 15분쯤 설교하고 나면 지쳐서 어지럽고
심장이 뛰고 고통스러웠다고 합니다. 50년이 넘는 세월 동
안 지구를 115바퀴나 돌았을 정도로 세계 이곳저곳에서 선
교한 결과 전신이 허약해지고 말았던 것이지요. 1년 동안 신
변을 정리하고 사람들을 만나며 생을 마감할 준비를 하면서
도 몸은 날로 쇠약해졌습니다. 그러던 중 척추암에 걸린 지

인이 백약이 무효인데 줄기세포를 맞고 깨끗이 나았다는 놀라운 이야기를 듣게 되었습니다.

조용기 목사님은 한 해 동안 줄기세포를 맞고 새로운 사람이 되었습니다. "제가 지금 75세인데 50대가 된 듯이 젊어진 기분입니다. 이제는 아무리 설교해도 지치지 않고, 피곤치 않고, 또 기가 막힌 것은 잠을 잘 자요." 과거에는 수면제를 먹고도 잠이 안 왔다고 합니다. 그런데 줄기세포를 투여받고 앉기만 하면 잠이 쏟아져 탈이라고 했습니다. 책상에 앉아도 잠이 오고, 드러누워도 잠이 오고, 또 잠을 잘 자니까 피곤이 그때그때 풀렸습니다.

"줄기세포를 맞으면 새로운 청춘이 찾아와요. 저는 원래 80세까지도 살 수 없을 것 같았는데 솔직히 지금만 같으면 100세까지 사는 데는 문제가 없을 것 같아요."

2009년에 신변을 정리하던 목사님은 2022년에 돌아가시기까지 전 세계를 다니며 끝까지 설교하셨습니다. 지금은 하나님의 품으로 가셨지만, 줄기세포를 맞고 좋아하는 사역을 계속하시던 모습이 눈앞에 선합니다.

또 다른 파킨슨병 환자인 윤영태 씨는 줄기세포 체험을 통한 몸의 변화를 이렇게 말했습니다.

"깜깜한 방에 커튼을 젖히고 빛이 들이는 느낌입니다."

윤영태 씨는 자각 증세를 느낀 지 7년, 병원을 다니기 시작한 지 5년쯤 되었습니다. 작년까지는 하루에 약을 다섯 알씩 먹다가 줄기세포 치료를 받고는 한 알로 줄였다고 합니다. 의사 선생님은 모르는 일입니다. 스스로 판단한 일이었고, 그래도 괜찮다고 느꼈습니다. 복용했어야 하는 약들이 쌓이는 것만 봐도 그는 기분이 매우 좋았습니다.

2020년에 2억 셀을 맞고 처음 느낀 변화는 후각이 살아난 것입니다. 파킨슨병을 앓고 후각을 잃었는데 그 좋아하는 커피 향을 다시 맡았습니다. 습관처럼 아침에 커피를 끓이다가 우연히 맡은 커피 향이 황홀할 정도로 좋았다고 합니다. 아쉽게도 코로나19가 터지면서 2년 반 동안 줄기세포를 못 맞았습니다. 계속 맞았으면 더 좋아졌을 텐데 아쉽다 못해 짜증이 났다고 합니다. 그러다 2022년 11월부터 다시 맞게 되었지요.

두 번째 체험할 때는 별로 효과를 못 느끼는 것 같다가 세 번째 체험하고 감옥에서 풀려난 것 같은 기분이 들었습니다. 파킨슨병 증세를 묘사하자면 꼭 물속에 있는 것 같은 느낌인데, 내 몸이 내 몸같지 않고 움직임이 굉장히 힘듭니다. 그런데 몸의 뻣뻣함과 긴장이 갑자기 풀렸습니다. 그동안 새벽 5시에 일어나 첫 번째 약을 먹고, 3시간 뒤에 두 번째 약을 먹는 루틴을 지켜야 했습니다. 그런데 점차 약을 복용하는 간격이 3시간에서 4시간으로, 4시간에서 5시간으로 늘었습니다. 자연스레 복용량도 줄었겠지요.

조용기 목사님과 윤영태 씨에게 줄기세포는 '기氣'였다는 생각이 듭니다. 동양의 기는 서양에서 말하는 에너지와 다릅니다. 숨이자 기운이자 생기를 말하지요. 흔히 '기가 빠진다.'고 표현하는데 이는 노쇠한 상태를 말합니다. 반면에 '기가 충만하다.'는 표현은 젊음을 의미합니다. 우리가 기를 회복하려면 어떻게 해야 할까요? 건강한 육체와 맑은 정신이 따라야 합니다. 아무리 젊어도 극심한 스트레스에 시달리면 무기력해지거나 몸에 염증이 생기고, 육체가 노화하면 급격한 노쇠의 길로 빠집니다.

조용기 목사님과 윤영태 씨는 줄기세포를 통해 육체에 생기를 불어넣자 잠이 잘 오고 온몸의 감각이 살아서 마치 젊어진 듯이 느낀 것입니다.

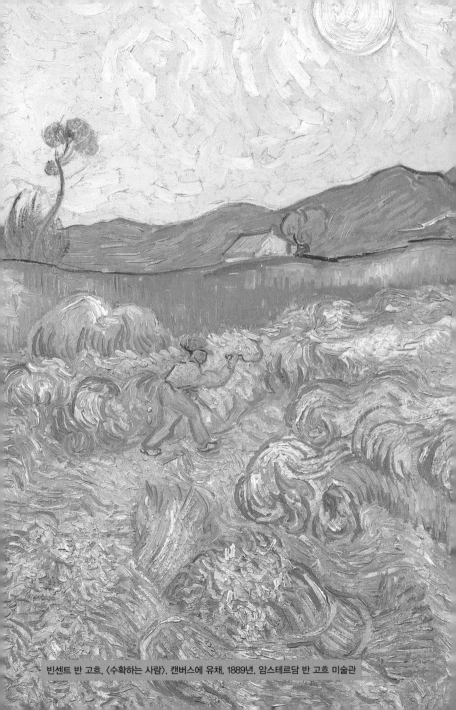

빈센트 반 고흐, 〈수확하는 사람〉, 캔버스에 유채, 1889년, 암스테르담 반 고흐 미술관

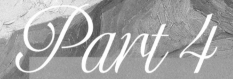

Part 4

팔복을 누리자:
항상 기쁘게,
영원히 건강하게!

정신병원에서 요양하던 고흐는 얼마나 자유롭고
건강한 삶을 원했을까요? 고흐가 시달렸던 우울증 같은
정신적인 문제도 최근에 줄기세포 연구를 통해
치료할 수 있다는 가능성을 확인하고 있습니다.
그림 속 추수처럼 우리 인생을 활기차고 건강하게
마무리하는 줄기세포의 미래를 꿈꾸게 됩니다.
줄기세포의 미래는 '자유'입니다.

만성통증으로부터
해방되다

이갑연 씨는 대구에서 42년째 주방기구 공장을 운영하고 있습니다. 프라이팬, 주전자를 만들어 사우디아라비아를 비롯하여 전 세계에 수출을 많이 합니다. 직원이 한 40명 되는데 한 명이 결근이라도 하는 날에는 갑연 씨가 공장의 공석을 메워 일해야 했습니다. 손이 엄청 빠르다 보니, 혼자서 네다섯 사람 몫을 한다는 이야기를 들으며 열심히 일했습니다.

그렇게 평생 일하다 보니 어깨가 항상 아팠습니다. 매일 새벽에 칼로 째는 듯한 통증 때문에 자다가 깨서 울고 있으면 남편이 주물러주었습니다. 병원에 가도 소용이 없고 전국에서 이름난 한의원, 침술 병원을 다 다녔는데도 낫지를 않았습니다. 그렇게 15년을 아팠습니다.

아이를 네 명이나 낳은 그녀가 자살까지 생각할 정도니 그 고통이 오죽했을까요. 2012년에는 큰 납품 건을 준비하던 중 남편이 프레스 기계를 다루다가 손가락이 3개가 잘렸습니다. 엎친 데 덮친 격으로 한 달간 남편을 간호하려니 너무 힘들어 이렇게는 안 되겠다는 생각이 들었습니다. 오랫동안 고민하던 줄기세포 시술을 진행하기로 마음먹고 일본으로 향했습니다. 시술받은 지 20분 만에 어깨통증이 사라졌다고 합니다. 그동안 너무나 아파서 고통 속에 살았는데, 어떤 병원과 한의원에서도 못 고친 통증이 20분 만에 사라지니까 허무하기도 하고 기적이라는 생각이 들었습니다.

아침이면 팔을 들지도 못하고 내리지도 못해 쌀도 못 씻었습니다. 왼팔로 오른팔을 흔들어가며 아이들 아침을 해먹이고 유치원을 보냈습니다. 통증 때문에 잠을 제대로 못 자 얼굴은 항상 열감으로 벌겋게 부어올랐으며, 스트레스 때문에 머리카락이 한 움큼씩 빠졌습니다. 그런데 통증이 사라지자 잠을 잘 자서 피부가 좋아졌습니다. 남편이 새벽에 깨서 어깨를 안 주무르니까 남편도 잠을 편안히 잘 수 있었다고 합니다. 그리고 머리카락도 더는 빠지지 않았습니다. 그는 지금 새롭게 얻은 삶에 감사하고 행복해하며 잠시 일을 놓고 마음 편히 해외여행을 다니기도 합니다.

제가 만난 수많은 환자 중에서 극단적인 선택까지 고민하는 분들은 극심한 통증에 시달리던 분들입니다. 통증은 자기 자신 이외에 다른 사람들은 이해할 수도 없고 도와줄 수도 없습니다. 몸이 불편하면 옆에서 거들기라도 하는데 아픈 통증을 어떻게 줄여줄 수 있을까요? 만성통증 질환 중에서도 말기 암 환자들은 극심한 통증에 시달립니다. 이런 환자들은 대부분 마약성 진통제를 처방받아 마약에 중독되기 쉽습니다.

줄기세포를 연구하면서 정말 즐거운 것은 만성통증으로 고생하는 사람들을 도와줄 수 있다는 것입니다. 그들이 웃음을 되찾고 자기 일을 다시 하게 되고 행복을 되찾는 것을 수없이 목격했습니다. 줄기세포는 통증에 시달리는 불행한 삶을 행복한 인생으로 역전하는 귀한 선물이라는 것을 깨달았습니다.

피부가 점점 굳어지는 피부경화증

2004년 겨울, 이혜림 씨는 전신성 경화증이라는 희귀 난치성 질환을 진단받고 병원을 빠져나와 횡단보도 한복판에 주저앉은 채 엉엉 울었습니다.

처음에는 경미하게 양손에 레이노 증후군(추위 등으로 야기되는 혈액순환장애) 증상만 있었는데 꾸준한 병원 치료에도 불구하고 몸은 조금씩 나빠졌습니다. 양손의 상태는 점점 악화되어 레이노 증상에서 수지궤양으로 진행되었고, 손가락 한 개의 궤양을 시작으로 가속이 붙어 매일 아침 눈을 뜨는 게 두려웠다고 합니다. 그러던 중 우연한 기회에 같은 병을 앓는 환우에게 줄기세포 치료법을 듣게 되었습니다.

한 차례 정맥 투여를 받은 후 양손 수지궤양은 조금 진정되는 기미를 보였고, 두려웠던 마음을 쓸어내리며 그렇게 또 몇 년이 흘렀습니다. 그러는 동안 수지궤양도 문제였지만, 어느 날부터 앞정강이에 염증이 시작되었습니다. 특히 오른쪽 정강이는 손가락으로 눌러도 고름이 나올 정도로 점점 심해졌습니다. 의대생인 동생이 이렇게 계속 진행되다가

뼈까지 문제가 생길 수 있다고 했습니다. 동생은 줄기세포 재생의학에 매우 긍정적인 반응을 보이며 적극적으로 권했고, 결국 그녀는 양쪽 정강이에 주사를 맞았습니다.

1차 주사 후 정강이의 염증은 눈에 띌 정도로 호전되었고, 1개월 뒤 2차 주사 후 양쪽 궤양이 차츰 아물어 깨끗이 나았습니다. 두 번의 주사로 거짓말처럼 나은 양쪽 다리를 보며 가족들이 모두 신기해했습니다. 그렇게 줄기세포를 맞은 후 양쪽 앞정강이의 궤양은 흔적만 남았고, 또다시 한 고비를 잘 넘겨 급한 불은 껐다는 안도감으로 그녀의 투병은 계속되었습니다.

지금은 정기적으로 병원에 다니며 수지궤양 치료를 받고 있습니다. 염증으로 인한 통증 때문에 마약성 진통제를 처방받아 복용했고, 온몸의 피부는 점점 딱딱하고 검게 굳어가 찢어질 듯 아팠습니다. 할 수 있는 모든 것을 하며 버텼지만 상태는 계속 악화되었습니다. 연고와 오일 등 유명하다는 병원에서 치료받았지만 소용없었습니다. 줄기세포 치료는 경제적 상황 때문에 못 받고 있었고, 극심한 통증은 견딜 수 없는 한계에 달했습니다.

정강이 치료 후 4년이 흘러 2017년부터 주기적으로 줄기세포를 투여했습니다. 수지궤양, 족부궤양은 재발하지 않고 피부 경화가 조금씩 풀려 피부가 심하게 당기고 찢어질 듯한 고통은 사라졌습니다. 특히 추위에 민감한 병이라 겨울에는 동면하듯이 집에만 틀어박혀 외출이 힘들었는데 이젠 가능해졌습니다.

죽을 만큼 극심했던 통증에서 서서히 벗어나니, 어쩔 수 없이 사는 것이 아니라 잘 살아보고 싶어졌다고 합니다. 어떻게 해야 덜 고통스럽게 죽을 수 있을까를 수없이 고민하던 그녀는 지금 얼어붙은 몸을 녹여줄 따스한 봄 햇살을 그리고 있습니다. 그녀는 다가올 봄을 맞이할 기대에 부풀어 매일매일 주어진 생에 감사하며 살아간다고 합니다.

농부들은 같은 씨를 뿌리지만 추수할 때 보면 밭마다 수확량이 다르듯이 줄기세포를 젊게 배양하여 투여해도 개인별로 효과가 다를 수 있습니다. 밭에 씨를 뿌린 후 거름도 주고 적당히 비가 내리며 햇볕이 적절히 비추어야 가을 수확이 풍성합니다. 마찬가지로 줄기세포가 투여된 우리의 몸도 효과가 잘 나타나도록 환경을 조성해주어야 합니다.

라 박사의 노화역전을 위한 최고의 습관

사람들이 제게 건강한 삶을 유지하는 방법을 묻습니다. 저는 하루 1만 보 이상 걷기를 하고 있습니다. 일주일에 2~3회는 가까운 산에 가서 걷습니다. 연구원에서 가까운 구름산을 자주 가고 관악산도 종종 갑니다. 일부 구간은 맨발 걷기를 하지요. 그리고 야생화를 유심히 보면서 생명의 신비에 감탄합니다. 걷는 동안 잡념이 떠오르면 찬송가를 소리 내서 부릅니다. '나 같은 죄인 살리신', '내 영혼이 은총 입어', '주 하나님 지으신 모든 세계', '빈 들에 마른 풀같이'…. 큰 소리로 부르면 깨끗한 공기가 폐 세포로 깊이 들어가서 좋고, 스트레스가 해소됩니다. 건강관리에 최고입니다.

노화는 다리에서 시작된다는 말이 있습니다. 걷지 않거나 걷지 못하게 되면 신체는 급속하게 노화하기 때문입니다.

김형석 교수님은 100세가 넘도록 신촌 뒷산을 매일 한두 시간씩 걸었다고 하지요. 100세가 넘은 분들의 공통점은 쉼 없이 매일 습관적으로 걷는 것이었습니다.

식습관으로는 가능한 한 가공하지 않은 원재료로 만든 음식을 선호합니다. 영양가가 풍부한 식품보다 가공하지 않은 깨끗한 식품을 선택합니다. 콩, 두부, 청국장과 같은 식물성 식품을 주로 섭취하고 항산화 효과가 풍부한 비타민C, 셀레늄, 글루타치온이 함유된 종합영양제와 뇌 기능, 혈행 개선에 도움이 되는 영양제를 먹습니다.

뇌 건강을 위해 책을 많이 읽는데 성경을 쓰면서 외우기도 하고 소리 내서 읽으면 뇌와 마음이 연결되어 뇌세포를 자극합니다. 그리고 일찍 자고 일찍 일어나며 충분히 잡니다. 밤 10~11시 사이에 잠자리에 들고 새벽 5시에 일어나 기도합니다. 감사 기도로 하루를 시작하고 마무리하는데 기도할 때는 몸과 마음이 평안해집니다.

우리 몸의 모든 세포가 머리끝부터 발끝까지 서로 연락한다는 것을 이해하면 여러분도 내 몸이 얼마나 소중한지, 또

내 세포가 얼마나 소중한 것인지를 알고 잘못된 습관을 고치는 계기가 될 것입니다. 작은 잘못이 반복되면 어느 순간 역치에 도달하여 되돌릴 수 없는 지경에 빠지기 때문입니다. 또 다른 측면에서 볼 때 치매에 걸렸다고 하더라도 끈기 있게 반복적으로 신체운동과 지적운동 그리고 새로운 의료기술에 소망을 두고 노력한다면 역치를 넘어서 온전한 기억과 인지기능을 회복할 수 있습니다.

줄기세포를 투여받는 분들을 보면서 역치에 대해서 많이 생각해보았습니다. 우리가 원하는 개선 효과가 신체에 나타나기까지 걸리는 시간과 필요한 세포 수가 개인에 따라 차이가 많다는 것을 알게 되었습니다. 우리 몸에 씨앗이 잘 심어져 잘 자라고 열매를 맺을 수 있도록 관리되어 있으면 짧은 기간에 적은 줄기세포가 보충되어도 만족스럽게 역치에 도달합니다.

저 역시 늘 임무를 수행한다는 마음으로 살고 있습니다. 환갑을 넘긴 지금이 인생 3막인지, 인생 2막인지 모르지만 이제까지 살아온 것도 감사하고, 앞으로 살아갈 시간도 감사할 따름입니다. 그래서 아플 때나 슬플 때나 어려울 때나 힘들 때나 항상 감사합니다. 나는 참으로 행복한 사람이구나 깨닫게 되어 즐거운 마음으로 일하게 됩니다. 그리고 세상의 욕심과 근심을 모두 내려놓습니다. 마음에 평화가 충만해지면 온몸의 세포들도 건강해집니다.

인류에게 남은 숙제는
우주와 회춘입니다

공자는 60세를 이순耳順, 즉 '귀가 순하다.'는 뜻으로 세상 이치에 통달하게 되어 듣는 대로 모두 이해하게 되었다고 표현했습니다. 마태복음에 따르면 마음이 가난한 자, 온유한 자, 애통한 자, 마음이 청결한 자, 화평케 하는 자, 긍휼히 여기는 자, 의에 주리고 목마른 자, 의를 위하여 핍박을 받은 자는 행복하다고 했습니다. 예수님이 설파한 팔복八福의 조건이지요. 즉, 나이가 들수록 인간은 많은 경험과 배움을 통해 지혜로워지며 자신의 이익보다 하늘의 뜻에 따르게 된다는 뜻입니다. 무엇보다 정신과 육체의 건강이 팔복을 누리는 전제 조건인데, 노쇠하고 아픈 인생은 다른 이들에게 사랑을 베풀기 힘들고 오히려 부담만 주는 존재가 되기 쉽습니다. 마음과 몸이 젊고 건강해야 나 자신을 챙길 수 있고 다른 이들을 도울 수 있습니다.

60세가 지난 인생은 수확기라고 할 수 있습니다. 이때 좋은 열매를 맺는 것이 팔복의 인생이며, 좋은 열매는 자신도 행복하고 다른 이들을 행복하게 하는 일입니다. 줄기세포를 통한 역노화 연구가 멋진 열매를 추수하는 것을 도와줄 것입니다. 현재 저희 연구팀은 미국에서 퇴행성관절염 줄기세포치료제인 조인트스템 임상시험을 진행하고 있습니다. 프로젝트 매니저로서 임상시험을 하는 기관과 소통하는 사람이 마시 로저스입니다. 마시 로저스의 사례를 통해 저는 줄기세포를 통한 역노화 연구의 멋진 결과를 확인하고 있습니다.

노화역전의 용사들

마시 로저스는 스파인마크 사의 CEO입니다. 전 세계적으로 허리와 목 부상을 입은 사람들을 위한 글로벌 네트워크를 구축하고 있습니다. 그녀를 처음 알게 된 건 2010년 그녀가 척추 분야에서 줄기세포의 힘과 중요성을 확인하고 비즈니스 미팅을 하면서였습니다. 50대의 마시 로저스 대표를 처음 만났을 때 손이 무척 빨갛기에 물었습니다.

"손에 무슨 문제가 있나요? 왜 그렇게 빨갛습니까?"

그녀는 레이노 증후군이라고 불리는 자가면역질환을 앓고 있었습니다. 레이노 증후군은 환경, 음식, 스트레스가 유발 요인인데, 관절이 부어오르고 모든 곳이 붉어집니다. 반점, 호흡곤란, 만성피로를 유발합니다. 자고 일어나면 손이 붓거나 경직되는데, 운동이나 약 그 어떤 것도 효과가 없었다고 합니다. 병원비로만 수천 달러를 썼고, 다양한 서양의학과 동양의학을 찾아보았지만 나아지지 않았다고 합니다. 문제는 이뿐만이 아니었습니다.

양쪽 무릎에 심한 골관절염도 앓고 있었습니다. 무릎에 문제가 있는 채로 태어난 그녀는 16세에 슬개골을 제거하는 수술을 했는데, 다시 걷는 법을 배우기까지 2년이 걸렸습니다. 절뚝거리지 않고는 걸을 수 없었고, 굽 없는 신발만 신어야 했습니다. 왼쪽 다리를 조금 더 들어 올리지 않으면 계단을 오를 수도 없었다고 합니다. 젊은 날에는 열심히 운동해 견디는 방법을 찾았습니다. 그러나 20대에는 가능했지만 50대가 되어서는 상황이 달라졌습니다.

그녀는 1년에 약 250km를 비행할 정도로 비행기를 자주 탑니다. 비행기에서 밤을 보내야 할 때면 반드시 수면제를 먹어야 했고, 이로 인해 고질적인 증세는 더욱 심각해졌습니다. 면역체계가 완전히 붕괴된 것 같아서 옆 사람이 재채기만 해도 감기에 걸릴 것만 같은 허약한 상태로 악화되어 은퇴를 고려해야 하는 상태였습니다. 저는 미국에서 그녀의 지방조직을 채취하여 한국으로 운송해 줄기세포를 배양한 후 2억 셀을 정맥 내로 투여했습니다. 그날 밤 비행기를 타고 돌아오는데 밤새고 나서도 관절이 붓지 않았고 통증도 없었습니다.

"정말 대단했어요. 몇 달 동안 행복감, 훨씬 더 많은 에너지, 엄청난 집중력이 생겨서 더욱 열심히 일할 수 있었습니다. 그리고 운동하면서 더 많은 일을 할 수 있다는 것을 깨달았습니다."

그녀는 추가로 양쪽 무릎에 주사를 맞았습니다. 유년시절 슬개골을 제거한 이후 처음으로 무릎을 편히 구부릴 수 있을 것 같은 느낌이 들었습니다. 통증 없이 걸을 수 있고, 안 하던 운동도 할 수 있게 됐습니다.

"따로 뭔가를 했습니까?"

그녀의 트레이너와 물리치료사는 그녀의 넓어진 운동 범위와 지구력을 관찰하고는 놀랐다고 합니다.

"제 삶에서 줄기세포의 가치는 장수하고, 목표를 달성하고, 건강하고 좋은 상태를 유지할 수 있도록 주어진 놀라운 선물입니다."

가장 놀라운 것은 줄기세포 치료를 받은 후에 손이 하얘진 것입니다. 주치의가 그녀의 손을 보고 말했습니다.

"무슨 일이 생긴 건가요? 당신의 손이 이렇게 하얀 적은 없었잖아요."

건강을 되찾은 것은 마시 로저스에게 어떤 의미일까요? 그녀에게는 두 번째 인생이 주어졌다는 것입니다.

또 다른 사례를 통해서도 우리는 노화역전의 희망을 갖게 됩니다. 아시아 영화 역대 흥행 1위를 기록한 영화 '특수부대 전량2'의 주연배우 겸 감독인 우징은 저희 연구팀의 도움을 받아 줄기세포 치료를 통해 관절염을 치료하고 무협영화를 촬영하면서 망가진 몸을 재생하는 데 성공했습니다. 다시 영화의 주연을 맡고 최근 개봉한 헐리우드 영화에도 출연하여 새로운 전성기를 누리고 있습니다.

이렇듯 줄기세포의 대중화를 통한 노화역전의 용사들이 늘어날수록 전체 인구 중 65세 이상이 20% 이상인 슈퍼 에이지 시대를 앞당길 것입니다. 슈퍼 에이지 시대에는 생물학적으로 일할 수 있을 때까지 일하게 됩니다. 나이를 뛰어넘어 노화역전을 이룬 모든 이들이 경제적으로 풍요롭고 사회에 봉사하여 팔복을 누리게 될 것입니다.

임진왜란 때 의병 활동을 통해 나라를 구한 서산대사, 구순이 넘어서도 집 없는 이들을 위해 집을 지은 지미 카터 전 미국 대통령, 그리고 100세가 넘어서도 저술과 강의를 통해 행복과 사랑을 말하는 김형석 교수님처럼 여러분의 인생도 팔복을 누릴 수 있기를 소망합니다.

전 세계 부호와 정치인이 주목하는
한국의 성체줄기세포 기술

사우디아라비아의 실세인 무함마드 빈 살만 왕세자는 노화를 막고 수명을 연장하는 연구에 매년 10억 달러(한화 약 1조 3,000억 원)를 투자하기로 했습니다. 사우디 왕명에 의해 설립된 '헤볼루션 재단'이 향후 2~4년 이내에 연간 10억 달러를 노화 치료 연구에 투자하기로 한 것입니다. 최근에는 아마존 창업자 제프 베이조스가 회춘 기술 개발에 거액을 투자했습니다. 2020년 설립된 항노화 바이오 기업 '앨토스랩'인데, 장기와 세포의 생체 시계를 되돌려 회춘하는 방법을 연구합니다. 이 회사에 몰려든 투자금이 4조 원에 달합니다. 또 구글 창업자인 세르게이 브린과 래리 페이지는 2013년 일찍이 구글의 모기업 알파벳의 자회사로 '칼리코'라는 생명공학 회사를 세웠습니다.

노화 관련 연구는 막대한 재원이 필요하지만 성과가 빨리 나올 수 없어 투자받기 어려운 분야였습니다. 그래서 억만장자들의 투자 결정 소식은 노화 관련 연구자들에겐 희소

식입니다. 이렇듯 세계 부호들이 노화 연구에 열심입니다. 마치 진시황이 불로초를 찾아 헤매던 시절이 재현된 듯합니다. 그렇다면 우리나라의 줄기세포 연구는 어디까지 왔을까요? 또 줄기세포는 현대 의학의 새로운 대안이 될 수 있을까요? 줄기세포와 줄기세포를 활용한 치료법은 또 어떤 가능성이 있는지 얘기해보겠습니다.

저는 줄기세포, 특히 지방조직 속 줄기세포에 있는 지방유래 중간엽줄기세포에 주목하고 있습니다. 지방유래 중간엽줄기세포는 항염증 작용이 뛰어납니다. 그리고 혈관재생 작용을 하므로 노화한 몸에 구석구석 모세혈관을 재생하여 산소와 영양분을 공급해주며 노폐물도 배설할 수 있게 됩니다. 10개월령 쥐에게 한 달에 한 번씩 열 달 동안 정맥 내로 저희가 배양한 지방줄기세포를 투여했더니 수명이 33% 증가했을 뿐만 아니라 20개월령 노령 쥐의 활력과 인지기능·기억력이 모두 젊은 쥐와 비슷해졌습니다.

제가 연구하는 줄기세포의 미래는 불사조가 되는 것이 아니라 천수를 건강하게 살다가 하늘나라로 가는 세상입니다.

120세까지 질병과 노쇠로 이르지 않고 살기를 소망합니다. 이를 위해 많은 분과 협력하여 연구하고 있는데 그중 한 연구자가 저의 둘째 딸 라기혜 박사입니다. 그리고 강성근 박사, 김은영 연구원과 함께 힘을 모아 암을 예방하거나 치료하는 줄기세포 백신을 개발하고 있습니다. 자신의 지방줄기세포를 배양하여 특정 항암 유전자를 포함하는 과정을 거친 후 정기적으로 정맥 내로 투여하면 항암 줄기세포가 암세포와 암줄기세포를 찾아가서 죽이는 기전을 통해 암으로부터 자유로운 미래를 기대하고 있습니다. 2024년부터 동물 모델을 이용한 비임상시험이 시작될 예정이며, 2025년 내에 사람 임상시험을 계획하고 있습니다.

또한 줄기세포를 이용하여 노인의 줄기세포를 젊게 만드는 연구를 시작했습니다. 이를 위해 노화한 반려견을 대상으로 노화역전을 위한 줄기세포 연구인 나비셀 프로젝트를 10여 년의 준비를 거쳐 개시했습니다. 서울 청계산 입구에 노화역전 연구중심 동물병원을 개원했습니다. 10세 이상의 반려견이 다발하는 퇴행성 질환을 예방하고 활력을 유지함으로써 20세 이상 건강하게 살게 하는 것을 목표로 임상

연구에 돌입했습니다. 제가 수의사이다 보니 직접 진료에도 참여할 수 있어 구체적인 접근이 가능합니다. 이를 통해 노화역전을 위한 줄기세포 프로토콜을 개발하여 10년 이내에는 사람을 대상으로 검증을 완료하고 싶습니다. 하기야 하늘의 뜻에 달려 있지만 말입니다.

과거에는 상상하지도 못했던 줄기세포를 이용한 세포 치료제의 개발이 미래 의학의 가능성을 새롭게 제시하고 있습니다. 앞서 언급한 전 세계에 유례없는 체험사례들이 바로 그 증거입니다.

노화역전 연구는
이제 시작입니다

1947년생 에나미 히사오는 일본 도쿄에서 일하는 피부과 의사입니다. 2021년 1월, 병원에서 환자를 보던 도중에 몸에 이상을 느껴 병원을 찾았더니 짐작했던 대로 뇌경색 진단을 받았습니다. 입원하여 혈전을 녹이는 치료를 받고, 재활병원으로 전원하여 집중적으로 재활을 실시했습니다. 발병하고 10주 후에 퇴원했지만, 후유증으로 실어증에 걸려 목소리만 간신히 나오고 전혀 말할 수 없는 상태가 되었습니다. 또한 체력이 많이 떨어져 보행이 힘든 상황이었지요.

예전부터 재생의료에 관심이 많았던 그는 저희 연구소에 줄기세포를 보관하고 있었습니다. 곧바로 첫 번째 줄기세포를 주사한 후 매월 1회, 정맥 내로 2억 셀의 줄기세포 치료를 받았습니다. 투여를 거듭할수록 체력이 돌아오고, 서서히 말도 할 수 있게 되었습니다. 줄기세포가 뇌로 이동하여 손상된 부분을 회복시켜준 것이지요. 5회 투여를 끝낸 8월경 드디어 말할 수 있게 되었습니다.

"저 자신도 이렇게 빠르게 다시 말할 수 있게 되어 놀랍습니다. 저보다 놀란 것은 병원에 오시는 환자분들이었습니다. 복귀 초에는 종이에 써서 환자들을 진료했거든요. 몇몇 환자들은 어떻게 이렇게 빨리 말할 수 있게 되었는지 물어보았고, 줄기세포 치료 덕분이라고 설명했습니다. 그들도 모두 치료를 신청했습니다."

그는 현재 뇌경색이 발병한 지 2년 반이 지났고, 줄기세포 치료도 16회나 받았습니다. 그 덕분에 예전과 다름없이 일할 수 있게 되었고, 건강하게 진료하고 있습니다. 은퇴할 뻔했던 사람이 현역으로 복귀한 것이지요. 이제 에나미 원장은 저와 함께 벳푸 건강장수연구소 프로젝트를 준비하고 있습니다. 전 세계인이 일본 벳푸로 와서 줄기세포 치료와 건강한 식이요법, 운동, 명상, 기도를 통해 자신의 몸을 다시 젊게 역전시키는 프로젝트를 준비하고 있습니다.

돌이켜보면 자가성체줄기세포를 배양하여 임상에 적용하는 시도는 지난한 규제와의 전쟁이었고 의료 기득권층과 갈등의 연속이었습니다. 특히 정맥 내 투여 방법에 의한 노화 역전과 난치병 치료의 시작은 안전성 문제와 효과가 없을 것이라는 단정 그리고 무허가 상태의 임상 적용에 대한 생명윤리 측면의 공격을 받았습니다. 결국 도전이 수포로 돌아갈 위기도 수차례 있었습니다. 그럼에도 불구하고 경주마 백광과 난청을 극복한 클로이와 같은 진실된 증거가 있었기에 포기하지 않을 수 있었고 증거에 기초한 재생의료의 개척자가 될 수 있었습니다.

이제 미국을 비롯한 전 세계 연구자들이 줄기세포의 임상 적용 방법으로 정맥 내 투여 방법을 시도하고 있습니다. 보람을 느끼면서도 조금은 쓴웃음을 짓게 됩니다. 2015년 일본에서 재생의료추진법의 발효에 따라 저의 줄기세포 기술은 재생의료 치료기술로서 합법적으로 승인받아 실용화되었고, 무릎 퇴행성관절염은 물론 알츠하이머병으로 고생하는 환자들의 치료에 기여하고 있으며, 수많은 백광과 클로이가 탄생하고 있으니 얼마나 감사한지 모릅니다. 누군가도 머지않은 장래에 백광처럼 전성기를 되찾을 것이라 기대합니다. 이 모든 목표를 달성하기에 인생이 너무 짧다는 조급함과 동시에 사명감이 듭니다.

저에게는 지금도 원망 섞인 한 여학생의 말이 무거운 기억으로 남아 있습니다. 10년 전 중학생이었던 아이와 엄마의 이야기입니다. 자가면역질환인 궤양성대장염을 앓고 있었는데 일본에 가서 줄기세포를 맞았는데도 개선 효과가 별로 없다는 것이었습니다. 그때 여학생이 제 앞에서 엄마를 보며 소리치듯 말했습니다. "엄마! 줄기세포를 맞았는데도 나는 왜 효과가 없어요?"

그 말은 제 마음을 찌르는 송곳이 되었고 겸손히 줄기세포 치료 연구를 하게 만들었습니다. 그래서 저는 아직 가야 할 길이 멉니다. "줄기세포 연구는 이제 시작입니다."

사랑은 노화역전의
시작이자 완성입니다

최근 배우 박상원 교수와의 만남은 줄기세포를 통한 노화역전의 의지를 더욱 강하게 만들었습니다. 2022년 어느 날 엄홍길 대장과 만나서 네팔에 학교 설립에 대한 지원을 논의하던 중에 박상원 교수가 엄 대장에게 전화를 했고 그 기회에 통화하게 되었습니다. 산에 잘 다니려면 무릎에 줄기세포를 맞아야겠다고 하여 함께 만나게 되었지요. 그렇게 시작된 만남 이후로 조인트스템의 홍보 영상을 제작하면서 내레이션을 맡아주었습니다. 그렇게 인연을 이어가던 중 얼마 전 북한산 계곡의 어느 산장에서 막걸리를 마시면서 자신보다 아내의 건강을 걱정했습니다.

그 마음이 아름다워서 부부의 줄기세포 체험을 지원하기로 했습니다. 지방조직 채취도 부부가 함께했습니다. 2023년 어느 가을날, 박상원 교수 부부가 함께 일본 후쿠오카에서 줄기세포 체험 여행을 통해 젊어지고 건강해지기를 기도합니다.

갱년기 아내에 대한 진정한 걱정과 줄기세포 치료를 선물하고 싶은 사랑을 보면서 참으로 기분이 좋았습니다. 사랑은 노화역전의 시작이자 완성입니다. 사랑이 뜨거우면 늙을 기회가 없습니다. 사랑으로 함께 해로하는 부부를 보면 참으로 아름답지요. 그래서 80세가 넘어서 남편이나 아내를 사별하면 급격하게 노쇠하고 건강을 잃는 사례가 많습니다. 서로 사랑하고 아끼는 마음, 이것이 팔복을 누리는 인생으로 가는 길이 아닐까요?

어머니가 살아계실 때
치료해드렸더라면

2023년 8월, 저의 큰딸이 서울대학교에서 법학박사 학위를 받았습니다. 변호사 생활을 하다가 박사 과정에 입학하여 2년 만에 논문을 쓰고 행정법 법학박사 학위를 받았으니 대견하기만 합니다. 졸업식이 끝나고 만났을 때 울먹이며 말했습니다. "아빠가 감옥에 안 가고 졸업식에 오시니 참 감사해요." 제 마음이 미어졌고 가슴 속으로 뜨거운 눈물이 쉼없이 흘러내렸습니다. 줄기세포를 연구하고 실용화하면서 새로운 길을 개척하다 보니 시행착오도 많았고 견제와 공격을 많이 받게 되었습니다. 두 번의 감옥살이에서 가족들의 마음이 얼마나 아팠을까 생각하면 가슴이 아립니다.

이런 세상살이 과정에서 아내와 딸들은 상처도 많이 받고 아내는 갑상선암을 앓았습니다. 큰딸도 몸과 마음이 약해졌지만 제가 해줄 수 있는 것은 기도와 줄기세포 치료뿐이었습니다. 큰딸은 줄기세포 예찬론자인데 줄기세포를 맞고 감기도 안 걸리고 힘든 공부도 해낼 수 있었다고 말합니다. 아내는 암 수술 후에 여러 번 줄기세포를 정맥 내로 투여받아 잘 지내고 있으며, 줄기세포생명재단 이사장으로서 봉사활동도 열심히 하고 있습니다. 둘째 딸은 줄기세포 연구자가 되어 저와 함께 같은 길을 가고 있으니 우리는 줄기세포 가족입니다.

저는 가족들과 저녁 식사를 하면서 줄기세포 연구에 대한 대화를 합니다. 하루는 딸들에게 돌아가신 할머니, 그러니까 저의 어머니에 대한 이야기를 들려주었습니다. 어머니는 남부럽지 않은 집안에서 자라 청주 근동에서는 알아주던 나 씨 양반집에 시집와서 기와집에서 신혼을 시작했습니다. 1950년 한국전쟁이 발발하자 남로당에 가입했다는 이유만으로 가장이었던 큰아버지가 총살되면서 집안은 풍비박산이 났습니다. 형의 원수를 갚겠다고 이리저리 방황했던 아버지는 집안을 돌보는 데 소홀했고 어머니는 졸지에 살림을 책임지고 행상에 나섰습니다. 신작로 공사, 논밭 농사, 학교 건축 공사판에서 등짐까지 지고 일해서 오남매를 키우셨습니다.

게다가 오남매 중 막내아들이 대학을 졸업하고 취직하고 결혼한 이후에도 맞벌이하는 아들 내외를 위해 손녀 둘을 키워주셨습니다. 술을 자주 드셔서 간경화증으로 고생을 많이 하다 돌아가셨습니다. 돌이켜보니 젊은 시절의 육체노동으로 인해 몸이 망가지고 통증이 심하니까 술을 드신 것이었습니다. 간염 보균자인데 술을 마시니까 간경화증으로 악화되었겠지요. 제가 2005년부터 줄기세포를 개발하고 2008년부터 임상 적용을 시작하던 초창기이었기에 줄기세포 치료를 적극적으로 해드리지 못한 것이 후회됩니다.

지금이라면 1회 2~3억 셀씩 정맥 내 투여를 5~10회 실시하면 간세포 재생과 항염 작용으로 증상이 개선되어 잘 살았으리라 믿습니다. 두 손녀가 서울대학교에서 박사학위를 받는 것을 보시면서 흐뭇해하셨겠지요. 이제 와 후회한

들 무슨 소용이 있겠습니까. 특히 삭신이 쑤시는 통증의 고통을 누가 이해할 수 있겠습니까. 누군가의 어머니이고 아버지인 어르신들이 건강하게 살도록 줄기세포 연구에 더욱 힘쓰고 할 수 있는 한 최선을 다해 줄기세포 치료법의 글로벌 표준화를 만들도록 정진할 것을 다짐합니다.

진즉 알고 해드리지 못한 불효자가 웁니다. 어머니, 죄송합니다. 그리고 사랑합니다.

줄기세포의 비밀을 알게 해주신
하나님께 감사드립니다

줄기세포를 만난 지 어느덧 20년이 흘렀고 줄기세포를 제 몸에 맞은 지 15년이 지났지만 호기심 많은 어린 아이처럼 겸손하게 줄기세포를 연구하고 있습니다. 아직 아무도 가지 않은 길을 개척하면서 무수한 고난과 역경이 있었지만 포기하지 않을 수 있었던 것은 하나님의 은혜입니다.

"오직 하나님의 은혜로라."(고전15:10)

2,000년 전 바울 사도의 고백이 오늘 저의 고백이 되게 하신 하나님께 감사합니다. 줄기세포 연구를 포기해야 할 수도 있는 순간마다 언제나 함께하셔서 회개의 눈물을 흘리는 부족한 인생을 사랑으로 용서하신 하나님께 감사드립

니다.

지혜가 부족하여 간절히 간구할 때 세상 속에서 선한 만남을 인도하시고 깨달음을 주시고 위로하심에 감사합니다. 창조주 하나님의 걸작품인 줄기세포를 연구하여 하나님의 생기를 불어 생령이 된 인간을 건강하게 하는 사명자가 된 것은 주님의 선택이셨고 성령의 역사임을 알게 하시니 여호와 하나님께 감사합니다.

"서로 사랑하라."(요15:12)

말씀을 가슴에 새기며 오직 사랑으로 줄기세포 실용화의 길을 개척할 것을 다짐해봅니다.

"항상 기뻐하라. 쉬지 말고 기도하라. 범사에 감사하라."(살전5:16~18)

젊은 줄기세포를 만드는 비밀을 알려주신 주님께 감사합니다.

"여호와께 감사하고 그의 이름을 불러 아뢰며 그가 하는 일을 만민 중에 알게 할지어다."(시편105:1)

라정찬

수의학 박사. 서울대학교에서 수의학을 전공하면서 인간의
수명을 늘리는 생명공학 연구에 깊은 관심을 두게 되었다.
전 세계적으로 배아줄기세포에 대한 윤리적 논란이 그치지
않을 무렵 앞으로의 연구 방향은 '성체줄기세포'라고 결론지
었다.

2000년에 회사를 설립한 이후 세계 1등 성체줄기세포 기술
을 개발하고 실용화했다. 2008년 자신의 몸에 직접 줄기세
포를 투여하여 안전성을 확인했다. 2009년 청력을 잃었던
클로이는 난청이 완치되고, 경주마 백광은 인대파열이 치료
되어 우승을 되찾았으며, 류머티즘관절염을 앓던 존 컬리슨

은 다시 붓을 잡고 화가로 재기했다. 2011년 노벨생리의학
상 후보에 오르기도 했다.

세계 최초로 줄기세포의 분리·배양기술을 표준화하고 줄기
세포를 보관하는 뱅킹시스템을 확립했다. 지금까지 한국·
미국·일본·중국 등 전 세계에서 2만 5,000명 이상이 줄기
세포를 보관했고, 성공적으로 줄기세포 기술을 체험한 사람
이 1만 명이 넘으며, 체험횟수는 15만 회가 넘는다.

《아무도 늙지 않는 세상》은 내 몸속 줄기세포를 활용해 기
적적으로 통증을 줄이고 생리적으로 젊게 만드는 리버스에
이징의 실마리를 풀어낸다.

아무도 늙지 않는 세상

2023년 12월 25일 초판 1쇄 발행 | 2024년 6월 21일 29쇄 발행

지은이 라정찬
펴낸이 이원주, 최세현 **경영고문** 박시형

책임편집 김유경 **디자인** 정은예
기획개발실 강소라, 강동욱, 박인애, 류지혜, 이채은, 조아라, 최연서, 고정용, 박현조
마케팅실 양봉호, 양근모, 권금숙, 이도경 **온라인홍보팀** 신하은, 현나래, 최혜빈
디자인실 진미나, 윤민지 **디지털콘텐츠팀** 최은정 **해외기획팀** 우정민, 배혜림
경영지원실 홍성택, 강신우, 이윤재 **제작팀** 이진영
펴낸곳 (주)쌤앤파커스 **출판신고** 2006년 9월 25일 제406-2006-000210호
주소 서울시 마포구 월드컵북로 396 누리꿈스퀘어 비즈니스타워 18층
전화 02-6712-9800 **팩스** 02-6712-9810 **메일** info@smpk.kr

ⓒ 라정찬(저작권자와 맺은 특약에 따라 검인을 생략합니다)
ISBN 979-11-6534-845-8 (03510)

쌤앤파커스(Sam&Parkers)는 독자 여러분의 책에 관한 아이디어와 원고 투고를 설레는 마음으로 기
다리고 있습니다. 책으로 엮기를 원하는 아이디어가 있으신 분은 메일 book@smpk.kr로 간단한 개
요와 취지, 연락처 등을 보내주세요. 머뭇거리지 말고 문을 두드리세요. 길이 열립니다.